„Menschen mit Migräne tun nicht so, als ob sie krank wären, sie tun so, als wären sie gesund“ (Unbekannt)

Migräne verstehen
und
handeln

Dr. Kerstin Sahm

Impressum

Originalausgabe
1. Auflage 2024

ISBN 9789403750439

Verlagsportal: Bookmundo

Gedruckt in Deutschland

Cover: Basierend auf dem Bild „Einblicke II“ von Ines Kollar, http://www.ines-kollar.de.

Haftungsausschluss und allgemeine Hinweise

Die in diesem Buch dargestellten Inhalte dienen ausschließlich der neutralen Information. Sie stellen keine Empfehlungen oder Bewerbung von diagnostischen Methoden, Behandlungen oder Arzneimitteln dar. Der Text erhebt weder einen Anspruch auf Vollständigkeit noch kann Aktualität, Richtigkeit und Ausgewogenheit der dargebotenen Informationen garantiert werden. Die Autorin kann für eventuelle Nachteile oder Schäden, die aus den im Buch gegebenen praktischen Hinweisen resultieren, keine Haftung übernehmen. Der Text ersetzt keinesfalls die fachliche Beratung durch einen Arzt oder Apotheker und er darf nicht als Grundlage zur eigenständigen Diagnose und Beginn, Änderung oder Beendigung einer Behandlung von Krankheiten verwendet werden. Konsultieren Sie bei gesundheitlichen Fragen oder Beschwerden immer den Arzt oder die Ärztin Ihres Vertrauens.

Inhalt

Vorwort

Migräne ist so individuell, wie die Menschen, die darunter leiden. Aus diesem Grund kann es in der Behandlung dieser Erkrankung nicht den einen Königsweg geben, der jedem hilft. Dem Wunsch nach schneller Linderung der Beschwerden steht oft ein mühsamer Weg des Ausprobierens und Scheiterns gegenüber, und möglicherweise ist es erst die Kombination aus unterschiedlichen Therapiebausteinen, die zu einer Besserung führt.

Mit Glück finden Betroffene kompetente ärztliche Unterstützung. Ich musste lange suchen und habe zwischendurch so manchen Umweg beschritten. Lange habe ich geglaubt, dass es nur darum ging, die Attacken irgendwie auszuhalten, da mir klassische allgemeine Schmerzmittel nicht halfen. Erst als ich schon über 30 war, machte mich eine Hausärztin auf spezielle Migränemedikamente aufmerksam, und gab mir damit eine Möglichkeit, meine Schmerzen tatsächlich zu lindern. Damit ließ es sich leben und die Hoffnung, dass mit dem Älterwerden die Migräne von allein verschwindet, hat mich dazu gebracht, mich über viele Jahre mit dem Status Quo zufrieden zu geben. Als ich dann herausfinden musste, dass Migräne manchmal mit dem Älterwerden sogar schlimmer wird, sah ich mich gezwungen, einen neuen Weg zu beschreiten.

Als Naturwissenschaftlerin begann ich, mich in die medizinische Literatur einzulesen, um mehr über die Ursachen und die Behandlungsmöglichkeiten der Migräne zu erfahren. Mir wurde bewusst, dass ich für die Behandlung dieser chronischen Erkrankung einen Facharzt bzw. eine Fachärztin brauchte. Getrieben durch den hohen Leidensdruck bin ich heute an einem Punkt, an dem ich sagen kann, dass ich gelernt habe, meine Migräneerkrankung zu verstehen und mit ärztlicher Unterstützung zu managen. Selbst, wenn es manchmal schlechte Phasen gibt, hilft mir das Wissen um die Ursachen und ein Werkzeugkoffer an Therapiemöglichkeiten, den ich mittlerweile habe, auch mit diesen Phasen umzugehen.

Aus der persönlichen Erfahrung entstand die Idee, dieses Wissen in einem Buch zusammenzufassen und Menschen, die an Migräne leiden, einen Überblick über die heute existierenden Möglichkeiten zu geben, eine erfolgreiche Migränetherapie aufzubauen. Ein solches Buch kann selbstverständlich nicht die ärztliche Unterstützung ersetzen, aber es ergänzt die Therapie und gibt einen Überblick, für den vielleicht manchmal im Arztgespräch nicht ausreichend Zeit ist.

Im ersten Teil des Buches werden die Erkenntnisse der Migräneforschung der letzten 30 Jahre dargestellt, und die daraus resultierenden Behandlungsansätze erläutert. Dabei stützt sich der Text auf wissenschaftliche Studien und greift, wenn nötig, auch auf Fachbegriffe zurück. Diese werden im Glossar am Ende des Buches erklärt. Im zweiten Teil werden besondere Aspekte der Migräneerkrankung herausgegriffen, wie z.B. die Rolle der Ernährung oder Migräne bei Kindern und Jugendlichen. Nicht jede*n Leser*in wird daher jedes Kapitel gleichermaßen ansprechen. Um den individuellen Interessen gerecht zu werden, steht jedes Kapitel für sich und kann unabhängig von den anderen gelesen werden. Dadurch lassen sich Wiederholungen manchmal nicht vermeiden. Wer das Buch von Anfang bis zum Ende durchliest, möge diese entschuldigen.

Ich wünsche allen Migränepatient*innen, dass sie einen guten Weg für ihr Leben mit Migräne finden, und hoffe, dass dieses Buch hilfreich sein kann.

Dr. Kerstin Sahm im August, 2024

Kontakt: migraene-verstehen@gmx.de

Migräne erkennen

Kopfschmerzen sind eine Volkskrankheit. Das ist auch der Grund, warum es unzählige gut gemeinte Ratschläge, Hausmittel und Tipps gibt, um Kopfschmerzen zu bekämpfen. Tatsächlich kennen die Experten jedoch über 300 verschiedene Arten von Kopfschmerz, die in der Klassifikation der Internationalen Kopfschmerzgesellschaft beschrieben werden (ICHD-3 International Classification of Headache Disorders 3rd edition).[1] Die richtige Behandlung zu finden ist daher nicht trivial, denn sie hängt sehr stark von der jeweiligen Schmerzursache ab. Aus diesem Grund ist die wichtigste Grundlage einer erfolgreichen Kopfschmerzbehandlung die richtige Diagnose.

Alle Arten von Kopfschmerzen können in zwei große Gruppen eingeteilt werden, in **primäre** und **sekundäre Kopfschmerzen**. Die **sekundären Kopfschmerzen** entstehen als Begleitsymptom einer anderen Erkrankung, wie z. B. einer Virusinfektion, einer Zahnerkrankung oder bei Nasennebenhöhleninfekten. Auch ernstere Ursachen wie eine Hirnblutung, ein Schlaganfall oder eine Gehirnerschütterung können sekundäre Kopfschmerzen zur Folge haben. Um diese Art von Kopfschmerz zu behandeln, muss die primäre Ursache erkannt und adressiert werden.

Beim **primären Kopfschmerz** ist der Kopfschmerz selbst die Erkrankung und steht bei einer Behandlung folglich im Mittelpunkt. Zu den primären Kopfschmerzen gehören u.a. der Spannungskopfschmerz, der Cluster-Kopfschmerz und die Migräne.

Wenn Kopfschmerzen plötzlich auftauchen und nicht wieder verschwinden, ist es ist es unter Umständen notwendig, schnell zu reagieren, vielleicht sogar eine Notaufnahme aufzusuchen, da es sich vermutlich um einen sekundären Kopfschmerz handelt und die primäre Ursache abgeklärt werden muss.

Bei regelmäßigen Kopfschmerzen ist es ebenfalls sinnvoll, einen Arzt oder eine Ärztin aufzusuchen, denn eine zu häufige, regelmäßige Einnahme von Standardschmerzmitteln kann dazu führen, dass es zu einem Medikamentenübergebrauchskopfschmerz kommt und die Schmerzmittel, anstatt zu helfen, zur Schmerzursache werden. Da die Medizin bei der Behandlung von Kopfschmerzerkrankungen große Fortschritte gemacht hat, stehen die Chancen gut, dass der Schmerz mit ärztlicher Hilfe gelindert werden kann.

Erster Ansprechpartner kann ein guter Hausarzt oder eine Hausärztin sein, solange er oder sie bereit ist, den Kopfschmerz als Erkrankung ernst zu nehmen. Neurolog*innen sind durch ihre Facharztausbildung noch besser geeignet für die genaue Diagnose und die Behandlung primärer Kopfschmerzerkrankungen. Die Schmerzklinik Kiel, eine der führenden Kliniken für die Behandlung von Kopfschmerzerkrankungen in Deutschland, bietet auf ihrer Homepage, unter folgender Adresse

https://schmerzklinik.de/service-fuer-patienten/vor-und-nachsorge/

eine Suchfunktion an, bei der man mit Hilfe der eigenen Postleitzahl einen Kopfschmerzspezialisten oder eine -spezialistin in der Nähe finden kann.[2]

Um eine möglichst gute Diagnose zu erhalten, ist es wichtig, neben der Häufigkeit der Kopfschmerzattacken auch die Begleitsymptome zu beachten, wie z.B. Übelkeit, Sehstörungen, Schwindel, Nackenschmerzen, Gereiztheit, Nervosität, Ohrensausen, tränende Augen oder laufende Nase, Fieber, Taubheitsgefühle. All diese Beobachtungen liefern wichtige Hinweise für eine präzise Diagnose. Wichtige Kriterien sind außerdem die Dauer der Kopfschmerzattacke, ob die Schmerzen im Liegen oder im Stehen oder bei Anstrengung stärker werden, und ob sie pulsierend, stechend oder ziehend sind. Ein Kopfschmerztagebuch, in dem diese Begleiterscheinungen notiert werden, ist sehr hilfreich, um sich hier einen Überblick zu verschaffen. Ein solches Tagebuch ist ein sinnvoller Begleiter für jeden Arztbesuch.

Die richtige Diagnose

Es gibt keinen Bluttest und kein bildgebendes Verfahren, um eindeutig eine Migräneerkrankung zu identifizieren. Es erfordert ein eingehendes Gespräch mit dem Arzt oder der Ärztin, um der Migräne auf die Spur zu kommen. Oft haben Fachärzt*innen einen Fragebogen, der die wichtigsten Aspekte abfragt. Er wird bereits vor dem ersten Gespräch ausgefüllt und dient dann als Basis für die weitere Untersuchung. Wer selbst vorab schon einmal bestimmen möchte, welche Art von Kopfschmerz es sein könnte, der kann den Kopfschmerz-Schnelltest nach Prof. Hartmut Göbel machen. Prof. Göbel ist Chef der Schmerzklinik in Kiel und ein renommierter Kopfschmerzexperte. Man findet diesen Schnelltest z.B. in der Migräne-App der Techniker Krankenkasse, die in Zusammenarbeit mit der Schmerzklinik Kiel entwickelt wurde.

Bei diesem Test geht es zunächst darum, die Erkrankung mit einer gewissen Wahrscheinlichkeit einer der drei am häufigsten vorkommenden primären Kopfschmerzarten zuzuordnen. Wenn die Kopfschmerzen einseitig sind, bei Anstrengung stärker werden, den üblichen Tagesablauf stark einschränken und von Übelkeit begleitet werden, spricht Vieles für **Migräne**. Bei **Spannungskopfschmerz** kann Bewegung den Schmerz sogar verbessern, auf jeden Fall nicht verstärken. Der Appetit ist ungestört und die Betroffenen sind in der Lage, den Alltag weiterhin zu bestreiten. **Clusterkopfschmerz** zeichnet sich durch sehr starke einseitige Attacken aus, die 15 Minuten bis 3 Stunden andauern. Die Attacken können mehrmals am Tag auftreten und es finden sich Begleitsymptome wie Augenrötung, Augentränen, verstopfte oder laufende Nase und Unruhe. Eine weitere Kopfschmerzursache kann der **Medikamentenübergebrauchs-kopfschmerz** sein, der im Kapitel *Die medikamentöse Behandlung der Migräne* genauer erklärt wird. Wer an mehr als 15 Tagen im Monat Kopfschmerzen hat und an mehr als 10 Tagen im Monat Akutmedikamente einnimmt und trotzdem beobachtet, dass die

Kopfschmerzen zunehmen, der könnte unter Medikamentenübergebrauchskopfschmerz leiden.

Dieses grobe Raster bietet eine erste Orientierung, es kann jedoch sein, dass Betroffene nicht nur eine, sondern mehrere Kopfschmerzerkrankungen haben. Eine Anfälligkeit für Migräne schließt nicht aus, dass auch mal ein Spannungskopfschmerz auftritt und bei häufig auftretender Migräne, die nicht effektiv behandelt wird, ist es nicht ausgeschlossen, dass man in einen Medikamentenübergebrauchskopfschmerz kommt.

Was zeichnet Migräne aus?

Migräne ist eine komplexe, neurologische Erkrankung mit vielen Gesichtern. Sie belastet Betroffene sehr stark körperlich, mental und emotional. Neben den oben genannten Kriterien finden sich bei einer Migräneerkrankung viele weitere Symptome, die vor, während oder nach den Kopfschmerzen auftreten können. Das macht deutlich, wie stark der Kopf und der vom Gehirn gesteuerte Körper während einer Attacke aus dem Gleichgewicht gebracht werden.

Bevor der Kopfschmerz startet, verspüren Viele Ankündigungssymptome, wie häufiges Gähnen, Gereiztheit, oder eventuell das Gefühl besonders leistungsfähig zu sein. Auch Heißhunger kann ein Signal einer bevorstehenden Attacke sein. Etwa 10 % der Migränebetroffenen erleben dann eine Aura, d.h. eine Phase, in der es noch keine Kopfschmerzen gibt, aber z.B. Sehstörungen auftreten. Wenn diese Aurasymptome abklingen, was in der Regel nach spätestens einer Stunde der Fall ist, beginnt der Kopfschmerz. Er ist meist einseitig, pulsierend und kann begleitet werden von Übelkeit (80 % der Betroffenen), Erbrechen (40-50 %) und/oder Schwindel. Licht-, Geräusch- und Geruchsempfindlichkeit (10-60 %) sind ebenfalls bekannte Begleitsymptome.[3] Es besteht das starke Bedürfnis, sich an einen ruhigen und möglichst dunklen Ort zurückzuziehen. Nach dem Abklingen der Kopfschmerzen können noch Müdigkeit, Erschöpfung und Wortfindungsstörungen zurückbleiben. Nicht jede*r Betroffene hat alle Symptome, und auch bei ein und derselben Person ist nicht jede Migräneattacke gleich.

Wie es zu diesen Symptomen kommt, und was genau die Ursache der Migräneerkrankung ist, wird im nachfolgenden Kapitel *Migräne verstehen* beschrieben.

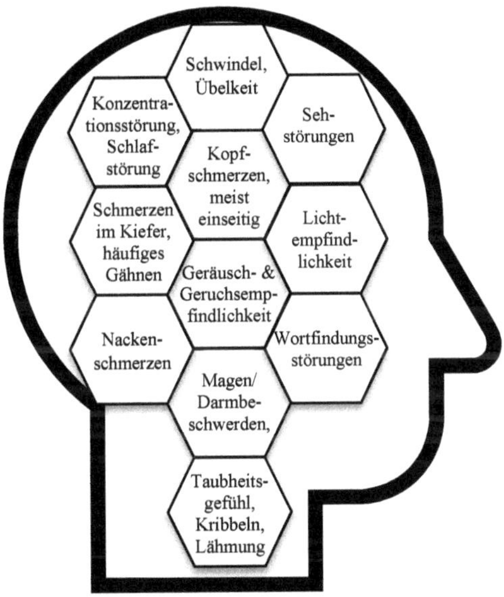

Die vielen Gesichter der Migräne

Warum eine genaue Diagnose wichtig ist

Die Migräneerkrankung geht auf bestimmte Besonderheiten des Nervensystems zurück, die eine genetische Ursache haben. Da die medizinische Forschung große Fortschritte im Verständnis dieser Besonderheiten gemacht hat, konnten in den letzten dreißig Jahren Medikamente und Strategien entwickelt werden, die gezielt gegen die Migräneerkrankung wirken, für andere Kopfschmerzerkrankungen aber nicht hilfreich sind. Wenn die Diagnose nicht stimmt, kann eine Behandlung nicht optimal sein, und das Spektrum an möglichen Behandlungsoptionen nicht ausgereizt werden.

Weiterhin ist es wichtig zu klären, ob es sich bei den Beschwerden um sekundäre Kopfschmerzen handelt. In diesem Fall wäre es notwendig, die Grundursache zu finden und zu behandeln.

Der Beginn einer langen Reise

Da uns die Migräneveranlagung ein ganzes Leben lang begleitet, kann man Migräne als chronische Erkrankung betrachten, die immer wieder durch Kopfschmerzattacken in Erscheinung tritt. An dieser Stelle gibt es häufig missverständliche Begrifflichkeiten, denn die Medizin kennt noch zusätzlich die Form der „chronischen Migräne", die eine besondere Behandlung erfordert. Von chronischer Migräne spricht man, wenn Betroffene über mindestens drei Monate an 15 oder mehr Tagen pro Monat Kopfschmerzen haben und davon mindestens an 8 Tagen Migräne.

Die Ausprägung der Erkrankung kann sich im Verlauf des Lebens verändern, besser oder schlechter werden, möglicherweise über längere Zeit (bei Frauen häufig in der Schwangerschaft) sogar komplett in den Hintergrund treten oder aber in einer bestimmten Phase, wie der Menopause, auf einmal wieder stärker werden. Dementsprechend sind die Behandlungsschwerpunkte nicht immer gleich. Risiken und

Nebenwirkungen von Medikamenten sind individuell und je nach Lebensalter unterschiedlich und auch bei nicht-medikamentösen Behandlungsstrategien gibt es ganz unterschiedliche Präferenzen und Wirksamkeiten.

Wer das Glück hat, eine gute Ärztin oder einen Arzt gefunden zu haben, begibt sich auf einen langen gemeinsamen Weg, der vielleicht nicht immer gleich zum Ziel führt. Sicher hilft medizinische Erfahrung und Wissen bei der Suche nach einer erfolgreichen Behandlung, aber oft müssen bestimmte Dinge einfach ausprobiert werden, um festzustellen, ob sie hilfreich sind. Selten ist es das EINE Medikament oder die EINE Verhaltensmaßnahme, die alles verändern. Aber das Gute ist, dass eine Kombination von verschiedenen nicht-medikamentösen und medikamentösen Ansätzen möglich und sinnvoll ist. Auch wenn der Weg manchmal verzweigt und lang wird, besteht die Hoffnung, mit Geduld, auch sich selbst gegenüber, zu einem guten Umgang mit der eigenen Erkrankung zu finden.

Migräne verstehen

Ein Mensch kann Migräne bekommen, wenn er die genetische Veranlagung dafür hat.

Die genetische Veranlagung führt dazu, dass

- das Gehirn besonders „wachsam“ auf Reize reagiert
- die Reaktion nicht „abstumpft“, auch wenn sich die Reize wiederholen.

Das besonders aktive Gehirn braucht daher besonders viel Energie.

Wenn

- die Energievorräte des Gehirns erschöpft sind
- evtl. weitere Schwankungen im Lebensrhythmus hinzukommen

entsteht ein Ungleichgewicht.

Als Antwort auf das Ungleichgewicht schütten die Nervenzellen des Gehirns eine Reihe von Stress-Botenstoffen aus.

Diese Botenstoffe (u. a. Calcitonin Gene-Related Peptide CGRP) verursachen eine neurogene Entzündung.

Daraus resultieren starke Kopfschmerzen und andere Begleitsymptome.

Wer nach den Ursachen der Migräne fragt, denkt dabei möglicherweise an ganz unterschiedliche Aspekte:

- Warum kann ein Mensch Migräne bekommen?
- Warum bekomme ich gerade jetzt Migräne?
- Wie führen Risikofaktoren (Trigger) zu einer Migräneattacke?
- Wie kommt es zu den Symptomen Aura, Übelkeit, Kopfschmerz?
- Warum geht es mir noch schlecht, obwohl der Kopfschmerz abgeklungen ist?

Die Vielfalt der Fragen zeigt, wie komplex diese Erkrankung ist.

Migräne ist mehr als „nur" Kopfschmerz

Migräne ist eine neurologische Krankheit, deren Ursachen noch immer nicht abschließend verstanden sind. Im Zentrum steht der charakteristische, meist einseitige Kopfschmerz, der häufig in der Region um die Augen oder im Bereich der Schläfe lokalisiert ist. Dieser Schmerz ist so einnehmend, dass er alles andere überdeckt. Aber Migräne ist nicht nur die Kopfschmerzattacke, sondern eine Krankheit, die sich darüber hinaus in so vielfältigen Symptomen wie Übelkeit, Schwindel, Wortfindungsstörungen oder Sehstörungen zeigt. Sie läuft in verschiedenen Phasen ab, die auch als Migränezyklus bezeichnet werden.[4]

Man unterscheidet die folgenden Phasen:

- Ankündigungsphase (wird von ca. 30 % der Betroffenen bewusst wahrgenommen)
- Auraphase (ca. 10 % der Betroffenen)
- Kopfschmerzphase
- Abklingphase
- Schmerzfreie Zwischenphase

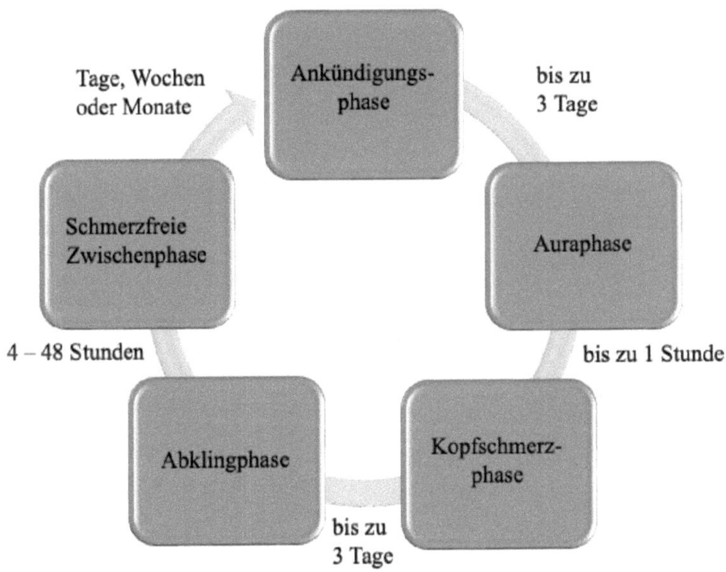

In den verschiedenen Phasen des Migränezyklus zeigt das Gehirn besondere Veränderungen und jeder Phase können charakteristische Symptome zugeordnet werden.[5] Deshalb soll in diesem Kapitel nicht nur die Grundursache für Migräne erklärt, sondern auch aufgezeigt werden, was nach heutigem Stand des Wissens im Körper eines/einer Migränekranken während der verschiedenen Phasen passiert. Wenn man versteht, dass sich bereits nach Ende der Kopfschmerzphase das „Migränefass“ in unserem Kopf wieder füllt, steigt die Bereitschaft, auch vorbeugende Maßnahmen zu ergreifen, um den Zyklus zu bremsen. Ein regelmäßiger Tagesablauf mit geregelten Mahlzeiten, Entspannungszeiten, Ausgleichssport und eventuell die Einnahme von Medikamenten, die zur Migräneprophylaxe, d.h. Vorbeugung, eingesetzt werden, können helfen, die schmerzfreie Zwischenphase im Zyklus zu verlängern.

Wenn man die Ankündigungsphase erkennt und weiß, dass der Kopf jetzt besonders empfindlich auf Trigger reagiert, kann man bewusst Risikofaktoren vermeiden, bzw. Extra-Entspannungszeiten einplanen. Und wenn man weiß, dass nach der Kopfschmerzphase die Abklingphase den Körper noch viele Stunden in Anspruch nimmt, dann fällt es leichter, die Abgeschlagenheit oder die Wortfindungsstörungen zu akzeptieren, die das Leben auch dann noch beschwerlich machen, wenn der Schmerz vorbei ist.

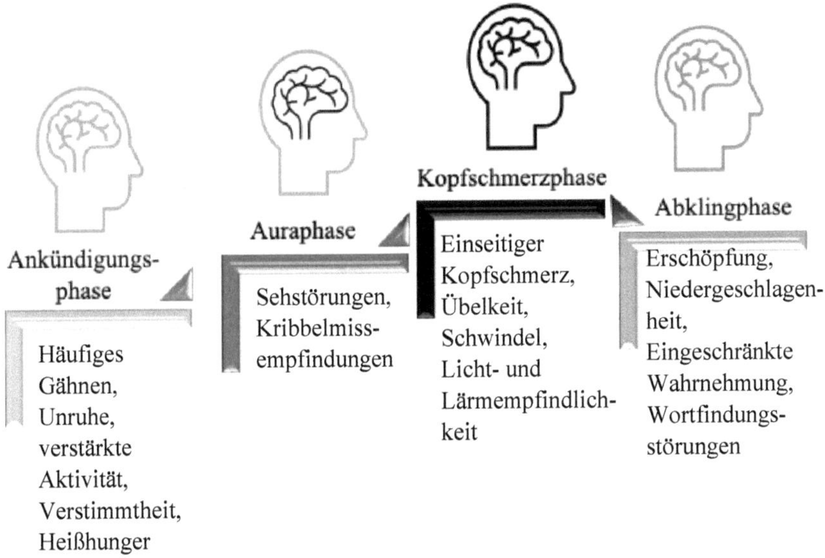

Charakteristische Symptome der einzelnen Migränephasen

Warum kann ein Mensch Migräne bekommen?

Menschen mit Migräne haben häufig Elternteile, Geschwister oder Kinder, die ebenfalls unter dieser Krankheit leiden. Bereits im 19. Jahrhundert gab es daher die Vermutung, dass Migräne vererbt wird. Heute stehen uns molekularbiologische Methoden zur Verfügung, die es ermöglichen, diese Annahme zu überprüfen. In umfangreichen Paralleluntersuchungen wurden die gesamten Gene, also die Genome, vieler Menschen verglichen, und es konnte gezeigt werden, dass das Vorkommen von Migräne mit bestimmten Genveränderungen zusammenfällt.

Im Falle der eher seltenen Form der familiären hemiplegischen Migräne, bei der es zu motorischen Störungen in der Auraphase kommt, konnten einzelne Gen-Defekte entschlüsselt werden, die für dieses spezielle Krankheitsbild verantwortlich sind. Im Falle der weit verbreiteten Migräne, mit oder ohne Aura, stellt sich das Bild deutlich komplizierter dar. In der größten Vergleichsstudie, bei der mehr als 100.000 Migränepatient*innen mit über 700.000 Kontrollpersonen verglichen wurden, konnten in 123 Genregionen migränerelevante Veränderungen gefunden werden.[6] Die große Anzahl der Gene und die Vielfalt hinsichtlich ihrer Funktion belegen eindrucksvoll, wie komplex die Krankheit Migräne ist. Da nicht jeder Mensch mit Migräne über all diese Genveränderungen verfügt, sondern jeder eine eigene, besondere Kombination dieser oder möglicherweise noch unbekannter genetischer Risikofaktoren aufweist, kommt es durch das individuelle Muster zu den jeweils ganz persönlichen Ausprägungen der Krankheit.[7] Daraus ergibt sich die kurze Antwort auf die Frage nach der Ursache der Migräne: *Ein Mensch kann Migräne bekommen, weil er charakteristische Veränderungen in seinen Genen trägt.*

Diese Veranlagung begleitet Betroffene ihr Leben lang und sie kann an eigene Kinder weitergeben werden. Ob die Migräne aber tatsächlich in Erscheinung tritt und wenn ja, wie oft, wie stark und mit welchen Begleiterscheinungen, das ist zusätzlich von äußeren Faktoren abhängig und kann, in einem gewissen Maß, von jedem selbst beeinflusst werden.

Wie entsteht eine Migräneattacke?

Auch wenn es für einen an Migräne leidenden Menschen vielleicht unvorstellbar erscheint, ist das Gehirn selbst nicht schmerzempfindlich. Es sind die Blutgefäße in unserem Kopf oder genauer die Wände der Blutgefäße und die Hirnhaut, die das Gehirn umschließt und von den Schädelknochen trennt, die Schmerz empfinden können.[8] Daher galt noch bis in die 1980er Jahre eine Erweiterung der Blutgefäße in der Hirnhaut als ursächlich für den Kopfschmerz.

Das ist jedoch nur ein Aspekt der Migräneattacke.[9] Neue Methoden, wie z.B. die Computertomographie (CT) oder die Magnetresonanztomographie (MRT) können die Struktur des Gehirns zeigen und mit Positronemissionstomographie (PET) kann man beobachten, welche Regionen des Gehirns zu einem bestimmten Zeitpunkt aktiv sind.[10] Solche Untersuchungen zeigen eindeutig eine Beteiligung der Nervenzellen des Gehirns an der Migräneattacke. Aber auch das ist noch nicht alles. Klinischen Daten deuten darauf hin, dass ein veränderter Energiestoffwechsel im Gehirn ebenfalls einen wesentlichen Anteil an der Auslösung einer Migräneattacke hat.[11]

Je genauer man hinsieht, desto komplexer ist das Bild und obwohl über die Erkrankung Migräne heute mehr bekannt ist als in den 1980er Jahren, ist die Antwort auf die Frage, wie es zu einer Attacke kommt, eher schwieriger geworden.

In der *Neurogenen bzw. Neurovaskulären Migränetheorie* werden alle zurzeit bekannten Forschungsergebnisse aufgegriffen. In diesem Erklärungsmodell wird sowohl die Rolle des Energiestoffwechsels im Gehirn, als auch die der Blutgefäße und die Bedeutung der Nervenfunktionen in der Entstehung der Krankheit berücksichtigt. Auf der Basis dieser Theorie gehen derzeit viele Kopfschmerzforscher*innen davon aus, dass die oben beschriebenen genetischen Besonderheiten dazu führen, dass sich Sinnesreize auf Menschen mit Migräneveranlagung anders auswirken als auf Gesunde. Sie bezeichnen die Nervenzellen des Gehirns eines Migränepatienten als „übererregbar“ oder etwas weniger negativ konnotiert „besonders wachsam“.[12]

Was hat das zu bedeuten? Jeder nimmt seine Umwelt mit Hilfe seiner fünf Sinne (Hören, Sehen, Schmecken, Fühlen, Riechen) wahr. Das Gehirn verarbeitet die Sinnesreize und steuert eine angemessene Reaktion. Da Energie auch für den menschlichen Körper ein kostbares Gut ist, werden eingehende Informationsreize gefiltert und die Reaktion an die Reizstärke und an sich wiederholende Reize angepasst. Es ist ein Unterschied, ob ich das normale Vorbeirauschen von Autos auf einer Straße höre oder die Sirene eines Krankenwagens. Die Reaktionen variieren zwischen Desinteresse und Alarmbereitschaft. Wohne ich jedoch in der Nähe eines Krankenhauses, lernt mein Gehirn, den Klang der Sirene als „normales“ Signal zu verarbeiten und nicht unnötig in die, für den Körper energieaufwendige, Alarmbereitschaft zu verfallen. Diesen Prozess nennt man Gewöhnung.

Auf Grund der genetischen Veränderungen reagieren die Nervenzellen von Migränepatient*innen besonders aktiv auf Reize (z.B. Geräusche, Licht, Gerüche) und auch bei Reizwiederholung bleibt das Gehirn in maximaler Aufnahmebereitschaft. Es findet keine Gewöhnung statt. Wie Prof. Göbel von der Schmerzklinik Kiel es ausdrückt: *„Das Gehirn kann nicht abschalten und steht im wahrsten Sinne des Wortes ständig unter Hochspannung“*.[13] Weiterhin konnte gezeigt werden, dass die Schwelle, die ein Reiz erreichen muss, um eine Aktivierung der Nervenzellen zu bewirken, bei Menschen mit Migräne niedriger ist als bei Gesunden. Das bedeutet, dass das Gehirn bereits auf kleine Reize, also auf leisere Töne oder schwächere Sonnenstrahlen, stärker reagiert, als das bei nicht Migränekranken der Fall ist.[14] Diese Reizschwelle ist nicht immer gleich. Sie verändert sich im Laufe des Migränezyklus, was dazu führt, dass z.B. Lichtreize in der schmerzfreien Zwischenphase weniger unangenehm empfunden werden, als in der Ankündigungsphase.

Das genetisch bedingt sehr aktive Nervensystem hat einen besonders hohen Energiebedarf, doch das Problem scheint zu sein, dass die Energieversorgung auf Grund der genetischen Veranlagung nicht so schnell und in ausreichender Menge bereitgestellt werden kann, wie bei gesunden Menschen. Ein erhöhter Energiebedarf steht daher einer gebremsten Energieversorgung gegenüber.[15]

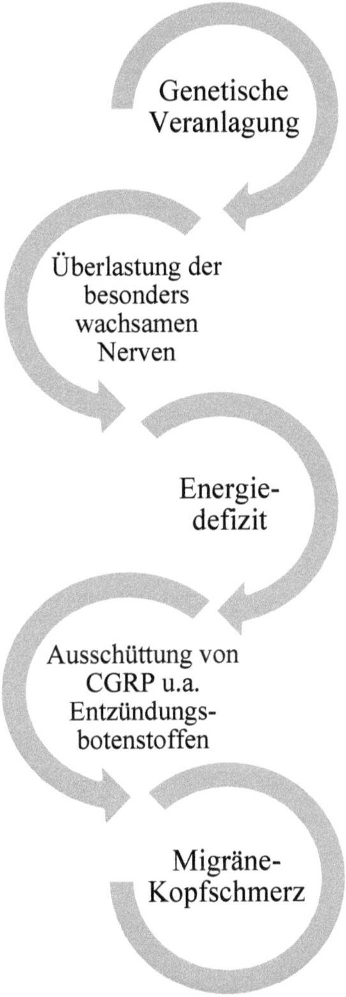

Wirkungskette zur Entstehung des Migränekopfschmerzes

Eine Migräneattacke entsteht, wenn es zu einer zu schnellen, zu plötzlichen oder zu intensiven Reizung des „besonders wachsamen" Gehirns kommt. Durch die starke Aktivierung kommt es zu einem Energiedefizit in den Nervenzellen. Das Gehirn versucht dieses Defizit auszugleichen, indem es verschiedene Stressantworten auslöst.

Innerhalb kurzer Zeit werden sehr viele Nervenbotenstoffe, sogenannte Neuropeptide und kleine Moleküle, freigesetzt. Diese Überschwemmung des Gehirns mit Botenstoffen wird als Vergiftung fehlinterpretiert und kann zu einer Aktivierung von Schutzreflexen wie Übelkeit und Erbrechen führen.[16] Der Kopfschmerz entsteht, weil die Botenstoffe einen Entzündungsprozess an den Blutgefäßen auslösen und darüber hinaus die Schmerzempfindlichkeit dieser Gefäße zusätzlich gesteigert wird. Die zeitliche Abfolge wird im Folgenden anhand der verschiedenen Phasen der Migräne im Detail betrachtet.

Die Ankündigungsphase

Etwa ein Drittel der Menschen, die an Migräne leiden, nehmen vor Beginn einer Attacke charakteristische Hinweissymptome wahr. Diese Symptome können bis zu drei Tage vor dem Kopfschmerzanfall auftreten und in dieser Phase ist die Empfindlichkeit gegenüber Risikofaktoren (Triggern) besonders groß.[17]

Mögliche Hinweissymptome sind z.B. häufiges Gähnen, Hunger nach bestimmten Speisen, wie etwa der Heißhunger auf Schokolade, Verstimmtheit, Müdigkeit oder auch verstärkte Aktivität oder Unruhe oder der Drang, häufig auf die Toilette gehen zu müssen.[18] Auch Wortfindungs- und Sehstörungen, die z.B. dazu führen, dass Bilder verschwommen wahrgenommen werden, können in dieser Phase auftauchen.[19] Anhand der Symptome können Fachleute die Hirnregion zuordnen, von der diese Signale ausgesendet werden. Es handelt sich um den Hypothalamus, eine eher kleine Region im Zwischenhirn, die wichtige Funktionen des Körpers, wie die Körpertemperatur,

Schlaf/Wach-Rhythmus und Hunger und Durst regelt.[20] In PET-Untersuchungen an Migränepatient*innen konnte gezeigt werden, dass der Hypothalamus vor Beginn der Kopfschmerzphase stärker durchblutet ist, also eine erhöhte Aktivität hat. Es gibt verschiedene Vermutungen dazu, was zu der Aktivierung führt, und möglicherweise tragen alle folgenden Faktoren zur Aktivierung bei.

Der Hypothalamus ist Sitz der inneren Uhr, die uns zum Beispiel ein Gefühl dafür gibt, wann es Zeit ist, ins Bett zu gehen, oder die uns morgens zur gewohnten Zeit aufwachen lässt. Eine Störung in diesem Bereich, z.B. durch veränderte Schlafenszeiten am Wochenende, ist ein starker Risikofaktor für Migräne. Auf der anderen Seite treten Migräneattacken häufig in regelmäßigen Abständen, wie einmal wöchentlich oder einmal monatlich, auf. Auch das passt zu einer Beteiligung der inneren Uhr, an der Auslösung einer Migräneattacke.[21] Der Hypothalamus kann außerdem registrieren, ob z.B. die Versorgung mit Sauerstoff im Blut ausreichend ist oder nicht. Auf diese Weise könnte ein Energiemangel zur Aktivierung führen.[22]

Es braut sich also etwas zusammen im Hypothalamus und die hier auftretenden Störungen führen auf eine noch nicht genau bekannte Weise zu den nächsten Phasen, d.h. der möglicherweise auftretenden Auraphase und der Kopfschmerzphase.

Die Auraphase

Etwa 10 % der Menschen mit Migräne erleben eine Auraphase. Diese, poetisch ausgedrückt „Morgendämmerung der Migräne“, beschreibt einen Zustand, in dem sich in der Großhirnrinde langsam neurologische Störungen aufbauen, die bis zu 60 Minuten anhalten können und bei Beginn der Kopfschmerzen in der Regel abgeklungen sind. Diese Störungen können sich im Sehsinn ebenso zeigen wie beim Fühlen, Riechen, Schmecken oder Hören und Sprechen, abhängig davon, welche Region im Gehirn betroffen ist. Aura-Symptome findet man nur im Zusammenhang mit Migräne und sie sind ein eindeutiger Beweis dafür, dass Migräne eine neurologische Erkrankung ist, d.h. dass hier Nervenfunktionen im Gehirn gestört sind.[23]

Menschen mit Aura beschreiben am häufigsten Sehstörungen. Es erscheint ein Flimmern vor den Augen oder Zickzacklinien im Gesichtsfeld. Auch Schlieren oder Schleier oder blinde Flecken werden beschrieben. Typischerweise fangen diese Phänomene langsam an und breiten sich aus, sodass am Ende das Sehen oder Lesen nicht mehr möglich ist. Auch ein Kribbelgefühl im Gesicht oder in anderen Körperbereichen, manchmal nadelstichartig, das sich ausbreitet, wird häufig beschrieben. Ebenso wie der Migränekopfschmerz können Aura-Symptome auf eine Körperseite begrenzt sein, d.h. es kribbelt möglicherweise nur eine Gesichtshälfte oder vielleicht nur die Hälfte der Zunge. Während der Auraphase können verschiedene dieser Symptome auftreten, jedoch in der Regel nicht gleichzeitig, sondern nacheinander, und jedes Symptom kann bis zu 60 Minuten andauern.

Der Migräne-Forscher Markus Dahlem beschreibt das, was sich während einer Aura im Gehirn abspielt, mit der schönen Analogie einer „La-Ola-Welle“. [24] Auren entstehen besonders dann, wenn die Überreizung der Nervenzellen besonders schnell oder plötzlich eskaliert und durch eine Schwellung der Blutgefäßwände im Gehirn die mangelnde Energieversorgung verstärkt wird.[25] Die dadurch ausgelöste Erregungswelle bewegt sich in der Großhirnrinde (auch Cortex genannt), in der die Verarbeitung der Sinnessignale stattfindet. Während der Aura sind die Nervenzellen der Großhirnrinde an einer bestimmten, zufälligen Stelle „übererregt“. Diese Erregung wird in einer Nervenfaser durch geladene Teilchen (Ionen) weitergeleitet. Diese Ionen, die im Übermaß aus den Nervenfasern austreten, wandern zu den Nachbarzellen und lösen hier eine weitere Reaktion aus. So, wie im Fußballstadion einer nach dem anderen aufsteht, damit sich die „la Ola-Welle“ fortsetzt, aktiviert im Aura-Gehirn ein Nervenfaserbündel das nächste und die daraus entstehenden Sinnesstörungen breiten sich aus. Dieses Phänomen wird auch als „cortical spreading depression“ bezeichnet, was so viel bedeutet wie „sich ausbreitende Nervendämpfung in der Großhirnrinde“. Diese Bezeichnung greift noch einen weiteren Schritt der Vorgänge auf. Nachdem die Nervenzellen zunächst wie wild Signale weitergeleitet haben, verfallen sie in einen Zustand der Taubheit.[26] Diese Sinnestaubheit zeigt sich bei Sehstörungen z.B. dadurch, dass in dem Bereich des Sehfeldes, der zunächst geflimmert hat, ein blinder Fleck entsteht. Diese Taubheit, oder die „Ruhe nach dem Sturm“, führt dazu, dass die Aura-Symptome in der Regel nach spätestens 60 Minuten abklingen.

Ob die Prozesse, die die Aura auslösen, auch den Kopfschmerz verursachen, ist unter Migräneexpert*innen nach wie vor umstritten. Die Tatsache, dass ca. 90 % der Menschen mit Migräne keine Aura beschreiben, spricht eher dagegen. Befürworter*innen führen an, dass nicht jede Aura für die Betroffenen merkbar sein muss, da ihre Dauer möglicherweise zu kurz ist oder da sie Sinnesstörungen betrifft, die nicht wahrgenommen werden, wie z.B. eine Störung des Geruchssinns.[27] Charly Gaul und Hans Christoph Diener beschreiben in ihrem Buch „Kopfschmerzen – Pathophysiologie-Klinik-Diagnostik-Therapie“ die Aura dagegen als ein weiteres, unabhängiges Symptom, das, ebenso wie der Kopfschmerz, Teil der komplexen Erkrankung Migräne sein kann.[28]

Die Kopfschmerzphase

Die markanteste Phase der Migräne ist meist die Kopfschmerzphase, die durch die Überreaktion der „besonders wachsamen“ Nerven ausgelöst wird. Diese Überreaktion führt, wie oben beschrieben, zu einem Energiedefizit in den Nervenzellen und die dadurch ausgelöste „neurogene Entzündung“ führt zu Schmerzempfindungen im Bereich der Hirnhaut. Der Begriff „neurogene Entzündung“ bringt zum Ausdruck, dass die Reaktion nicht durch Viren oder Bakterien ausgelöst wird, wie das normalerweise bei Entzündungen der Fall ist.

Es sind die Nervenzellen, die das Entzündungssignal aussenden, obwohl keine Erreger vorhanden sind. Die neurogene Entzündung bewirkt eine Erweiterung der Blutgefäße und dass Immunzellen, wie die Mastzellen, weitere Entzündungsfaktoren ausschütten. Es entsteht eine Überempfindlichkeit der Schmerzrezeptoren in der Hirnhaut, sodass selbst das einfache Pulsieren des Blutes in den Adern zu extremen Schmerzen führen kann.[29]

Da die Schmerzphase der Teil der Migräne ist, der vorrangig mit Hilfe von Medikamenten bekämpft wird, soll hier noch etwas detaillierter erklärt werden, was dabei im Kopf passiert. Dadurch lässt sich auch die Wirkung verschiedener Medikamente besser verstehen.

Die Zellen unseres Körpers verständigen sich über sogenannte Botenstoffe. Je nachdem, welche Nachricht gesendet werden soll, werden unterschiedliche Botenstoffe verwendet. Wie ein Schlüssel passen sie in bestimmte Schlösser, oder genauer Rezeptoren, der Nachbarzelle und lösen dadurch spezifische Reaktionen aus. Bei der Entstehung des Migränekopfschmerzes spielt **ein** Botenstoff eine besondere Rolle. Es ist das *Calcitonin Gene-Related Peptide* kurz CGRP genannt, dessen Konzentration im Blut und sogar im Speichel während einer Migräneattacke stark ansteigt.[30]

Das von den Nervenfasern produzierte CGRP wird von diesen bei Erregung freigesetzt und bindet an genau passenden Rezeptor, die an verschiedenen Stellen des Körpers zu finden sind. Dadurch senden die Nervenfasern Signale an Blutgefäße und andere Nerven im Bereich der Hirnhaut und des Hirnstamms.

Das führt z.B. dazu, dass sich die Blutgefäße im Kopf weiten und dass sich ihre Schmerzempfindlichkeit steigert. Je mehr CGRP freigesetzt wird, desto stärker ist die Reaktion der Blutgefäße. Die Bedeutung von CGRP bei der Entstehung des Schmerzes wird auch dadurch deutlich, dass die zur Zeit wirksamsten Medikamente zur Migränebehandlung, die Triptane, die Freisetzung von CGRP verhindern und damit den

Schmerz lindern. Hierzu mehr im Kapitel *Die medikamentöse Behandlung der Migräne*.

Der Trigeminusnerv, ein dreiteiliger Nerv, der mit seinen unterschiedlichen Fasern die Blutgefäße des Kopfes steuert, empfängt die Schmerzsignale und leitet sie wieder zurück an die entsprechenden Schaltstellen im Gehirn (Hirnstamm, Hypothalamus, Thalamus). Dabei trifft er im Bereich der oberen Halswirbelsäule im Rückenmark mit Nerven des Halsbereiches zusammen.[31] Hier kann es zu einer Art „Schmerzübertragung“ kommen, wie man es z.B. auch beim Herzinfarkt kennt, bei dem Schmerzen im linken Arm empfunden werden, obwohl sie eigentlich am Herzmuskel entstehen. Grund dafür ist, dass Schmerzsignale, die an einem Ende des Nervs empfangen werden, zu einer Sensibilisierung des anderen Endes führen können. Das kann eine Erklärung für die häufig in Zusammenhang mit Migräne auftauchenden Hals- und Nackenschmerzen sein. Diese Schmerzen führen dann manchmal dazu, dass man glaubt, an Spannungskopfschmerzen zu leiden, obwohl eine Migräne vorliegt.[32]

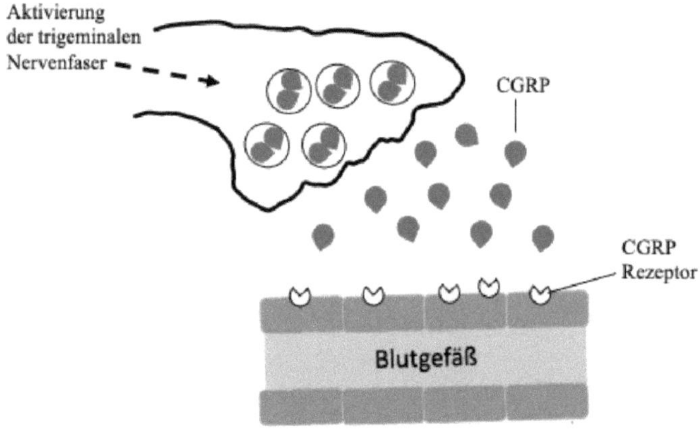

Auslösung einer neurogenen Entzündung durch Ausschüttung der Botenstoffe wie z.B. CGRP

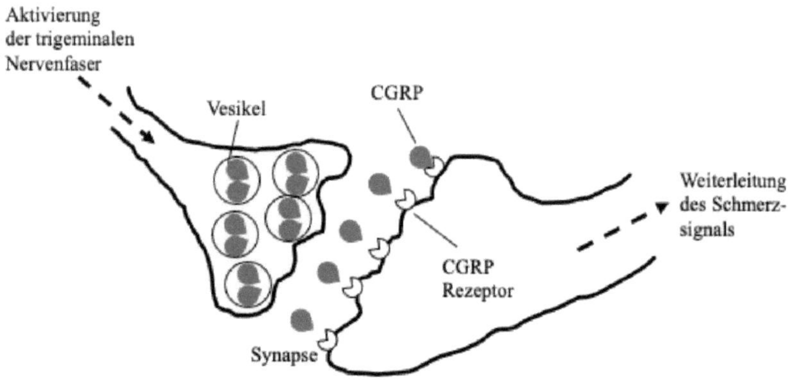

Übertragung des Schmerzsignals zwischen zwei Nervenfasern

Die Ausschüttung der Botenstoffe wie CGRP oder auch Prostaglandine und Stickstoffmonoxid (NO) aktivieren sowohl die äußeren Nervenfasern im Bereich der Hirnhaut als auch zentrale Nervenfasern im Bereich des Hirnstamms und des Thalamus. Die Aktivierung der zentralen Bereiche kann eine Erklärung für die extreme Empfindlichkeit gegenüber normalerweise nicht schmerzhaften Reizen wie Licht und Lautstärke sein. Sie kann außerdem zu der sogenannten Allodynie führen. Hierbei handelt es sich um eine allgemeine Überempfindlichkeit der Gesichts- und Kopfhaut oder auch des Körpers und der Beine und Arme, die ca. zwei Drittel der Migränepatient*innen während der Attacke empfinden. [33] Diese allgemeine Überempfindlichkeit kann bei Menschen mit chronischer Migräne auch in der schmerzfreien Zwischenphase erhalten bleiben, was als Zeichen der zentralen, andauernden Sensibilisierung gesehen wird, die dazu beitragen kann, dass es zur Entwicklung von chronischer Migräne kommt (s.u.).[34]

Schmerz, so unangenehm und belastend er sein kann, hat für den menschlichen Körper eine wichtige Funktion. Schmerz entsteht als Antwort auf einen sehr starken Reiz und dient der Warnung vor einer drohenden Gefahr, wie z.B. einer Verbrennung. Der Schmerz in der Hand, wenn man auf eine heiße Herdplatte fasst, führt dazu, dass die Hand schnell weggezogen und Schlimmeres verhindert wird. Der sogenannte *pathologische Schmerz* wird durch Erkrankung oder Gewebeverletzung verursacht und ermöglicht es uns, diese Schädigungen wahrzunehmen und darauf zu reagieren. Da Schmerzempfindung also ein wichtiger Schutzfaktor ist, der zur körperlichen Unversehrtheit beiträgt, kann der Körper darauf nicht verzichten.

Damit der Schmerz aber nicht dauerhaft erhalten bleibt, verfügt unser Körper über ein eigenes Schmerzabwehrsystem, vermittelt wiederum durch Botenstoffe, die von den Nerven freigesetzt werden. Bei diesen Botenstoffen handelt es sich um Endorphine, deren Name aus den beiden Wörtern „endogen“ und „Morphium“ abgeleitet wurde und der bereits anzeigt, dass es sich hier um körpereigene Stoffe handelt, die, wie Morphium, den Schmerz stillen können.[35] Dieses körpereigene Abwehrsystem soll eine übermäßige Aktivierung der Nerven regulieren bzw. verhindern. Bei Menschen mit Migräneveranlagung, die wie oben beschrieben, eine stetig erhöhte Reaktionsbereitschaft und Nervenaktivität haben, wird das körpereigene Schmerzabwehrsystem besonders stark beansprucht. Dadurch kann es zu einer Erschöpfung der Endorphinspeicher kommen, weil der Körper die schmerzlindernden Stoffe nicht so schnell nachliefern kann, wie sie gebraucht werden. Die Schmerzabwehrreaktion funktioniert nicht mehr, der Körper kann sich selbst nicht mehr schützen und braucht Hilfe von außen, wie z.B. durch wirksame Migränemedikamente. Hat sich der CGRP-Spiegel im Blut normalisiert und sind die körpereigenen Speicher von Botenstoffen und Endorphinen wieder aufgefüllt, gehen die Kopfschmerzen zurück. Der Körper tritt in die Abklingphase ein.

Die Abklingphase

Diese Phase kann weitere 4 - 48 Stunden dauern. Mehr als 80 % der Migränepatient*innen beschreiben, dass sie nach dem Ende der Kopfschmerzen Symptome wie Erschöpfung, Niedergeschlagenheit, eingeschränkte Wahrnehmung und Wortfindungsstörungen spüren und das Bedürfnis nach sozialer Zurückgezogenheit haben. Diese Symptome zeigen, wie stark die Migräneattacke in das Nervensystem des Gehirns eingegriffen und damit den ganzen Körper in Mitleidenschaft gezogen hat. Eine Migräneattacke zu überstehen, heißt daher auch, sich mit gutem Gewissen die Ruhe und Zeit gönnen zu können, die der Körper braucht, um sich von diesem Nervensturm zu erholen. Auch diese Phase hat ein Ende, und es beginnt die meist symptomfreie Zwischenphase, die Tage, Wochen oder Monate dauern kann.

Die schmerzfreie Zwischenphase

Diese Phase ist im Idealfall ereignis- und symptomfrei. Das Nervensystem kann zur Ruhe kommen und der Körper kann sich erholen. Man fühlt sich gesund und leistungsfähig, bis irgendwann, ausgelöst von äußeren Faktoren sowie körpereigenen Rhythmen und Schwankungen, diese Regenerationsphase in die nächste Ankündigungsphase übergeht. Der Migränekreislauf ist geschlossen.

Je stärker ein Mensch von Migräneattacken geplagt wird, d. h. je häufiger die Attacken sind und je länger sie andauern, desto häufiger zeigen sich jedoch auch in dieser Phase Symptome, die mit der Migräneerkrankung in Verbindung stehen. Wissenschaftler erklären es damit, dass das Nervensystem in einem erhöhten Alarmzustand verbleibt, da es nicht genug Zeit hat, sich wieder zu normalisieren. So ist z. B. die Konzentration von Botenstoffen, wie CGRP, im Blut von Menschen mit chronischer Migräne auch in dieser Phase erhöht.[36] Auch bestimmte Bereiche im Gehirn, die mit der Schmerzverarbeitung in Zusammenhang stehen, bleiben nach der Attacke weiter aktiviert. Das kann dazu führen, dass Symptome wie erhöhte Licht-, Geruchs- oder Geräuschempfindlichkeit oder die sogenannte Allodynie (s. o.) auch in der Zwischenphase bestehen bleiben. Auf Grund dieser erhöhten Alarmbereitschaft reichen dann sehr kleine Reize aus, um eine neue Attacke zu starten.

Man nennt diesen Prozess auch Schmerzgedächtnis und die Deutsche Schmerzhilfe [37] vergleicht den Prozess der Bildung eines Schmerzgedächtnisses mit der Verankerung von Lernprozessen im Langzeitgedächtnis. Der Körper „lernt“ durch die ständige Reizung und Verarbeitung der Schmerzsignale im Gehirn den Schmerz und ruft diesen sogar dann ab, wenn keine Ursache vorhanden ist. Das Schmerzgeschehen wird chronisch.

Aus diesem Grund raten Schmerzexpert*innen dazu, episodisch auftretende Migräneattacken immer möglichst wirkungsvoll zu behandeln, um einem Schmerzgedächtnis und einer Chronifizierung vorzubeugen.

Zusammenfassend kann gesagt werden, dass der Migränekopfschmerz aus einer Überaktivierung der Sinnesnerven im Gehirn entsteht, die durch eine genetisch bedingte Veranlagung besonders intensiv auf Reize von außen und auf plötzliche Veränderungen reagieren. Diese Überaktivierung führt zu einem erhöhten Bedarf an Energie. Kommt es zu einem Energiedefizit und ist eine bestimmte Reizschwelle überschritten, geraten die Regelkreise im Kopf außer Kontrolle. Es findet eine Überschwemmung des Gehirns mit Botenstoffen statt, der Elektrolythaushalt gerät aus dem Gleichgewicht und die körpereigene Schmerzkontrolle kann nicht mehr eingreifen. Es wird eine neurogene Entzündung ausgelöst, die zur Erweiterung der Adern im Kopf führt und zu einer extremen Sensibilisierung der Schmerzrezeptoren. Durch die Beteiligung des Hirnstamms und des Thalamus/Hypothalamus kommt es auch zu einer Übersensibilisierung weiterer Sinne, wie z.B. der hohen Licht- und Geräuschempfindlichkeit. Erst wenn die überschüssigen Nervenbotenstoffe abgebaut und neue schmerzstillende Endorphine nachgebildet wurden, kommt es zu einer Beruhigung und zum Abklingen der Migräneattacke.

Trigger – Auslöser oder Risikofaktor?

Es gibt nicht den EINEN Trigger, der immer eine Migräneattacke auslöst.

Äußere Faktoren begünstigen das Entstehen einer Migräneattacke und addieren sich in ihrer Wirksamkeit.

Wieviel äußere Faktoren sich addieren müssen, um eine Attacke auszulösen, hängt auch von der inneren Migränebereitschaft ab, die sich im Verlauf des Migränezyklus durch innere Faktoren verändert.

Welche äußeren Enflüsse zu Migränerisikofaktoren werden, ist individuell verschieden.

Häufig sind es eher Veränderungen dieser Faktoren bzw. Bedingungen, die sie zum Risikofaktor machen

Die am häufigsten genannten Risikofaktoren sind:

- Änderungen im Schlaf/Wachrhythmus
- Unregelmäßige Ernährung
- Stress
- Wetterveränderungen
- Sport
- Lichtveränderungen

Es wäre so einfach, gäbe es einen Auslösefaktor, vielleicht ein Glas Wein am Abend, der direkt und immer zu einer Migräneattacke führen würde. Man könnte einfach darauf verzichten und schon würde die

Migräne verschwinden. Bei Stress wäre es etwas komplizierter, aber wenn das Erlernen einer Entspannungstechnik unumstößlich zu Migränefreiheit führen würde, dann wäre auch das eine Strategie, die jede und jeder Migränebetroffene gleich morgen in die Tat umsetzen würde.

Leider ist es etwas komplizierter, denn ob ein äußerer Trigger oder Auslösefaktor zu einer Migräneattacke führt, hängt immer auch von inneren Faktoren ab. D. h. es kann sein, dass das Glas Wein heute nicht zu einer Migräne führt, aber vielleicht in zwei Wochen. Auch können sich verschiedene Trigger addieren und erst, wenn Stress, Schlafmangel, unregelmäßige Essenszeiten und ein Wetterumschwung zusammenkommen, und diese auf eine hohe innere Bereitschaft treffen, setzt eine Attacke ein.

Man kann also sagen, dass der im vorherigen Kapitel beschriebene Migränezyklus dazu führt, dass der Körper eine, sich in einem individuellen Zeitrahmen verändernde, Migränebereitschaft hat und dass eine Migräneattacke ausgelöst wird, wenn diese Migränebereitschaft ihr Maximum erreicht hat. Welche inneren Faktoren die Veränderung beeinflussen, ist Gegenstand intensiver Forschung.

Am einfachsten lässt es sich am Beispiel der menstruationsassoziierten Migräne verstehen. Bei dieser besonderen Migräneform haben Frauen regelmäßig, d. h. an 2 von 3 Menstruationszyklen, um die Regelblutung herum, eine Migräneattacke. Der innere Faktor ist hier eindeutig die hormonelle Veränderung während des Monatszyklus. Aber diese Veränderung ist nicht in jedem Monat ausreichend, um eine Attacke auszulösen, die Wirkung äußerer Faktoren trägt zusätzlich dazu bei.

Es ist wichtig, dieses Zusammenwirken von äußeren und inneren Faktoren zu verstehen, denn daraus folgt, dass eine reine Triggervermeidungsstrategie möglicherweise nicht ausreicht, um die eigene Migräneanfälligkeit im Zaum zu halten. Wenn nicht jeder Trigger immer gleich eine Migräneattacke auslöst, wird der Versuch, die eigenen Triggerfaktoren zu identifizieren, schnell eine unüberschaubar große Zahl an möglichen Auslösefaktoren aufdecken. So wächst die Aufgabe der Triggervermeidung zu einer Herkulesaufgabe heran und kann die Lebensführung und vielleicht die Ernährung so dominieren, dass dadurch Stress oder eine unausgewogene Energieversorgung entstehen. Außerdem kommt es vor, dass Symptome der Ankündigungsphase, wie z.B. ein Heißhunger auf Schokolade oder andere energiereiche Nahrungsmittel, Müdigkeit (häufiges Gähnen) oder Nackenschmerzen als Auslöser wahrgenommen werden, obwohl sie bereits Teil der kommenden Migräneattacke sind.

Mit dem alten Mythos „Trigger = Migräneattacke“ aufzuräumen, ist ein wichtiger Schritte, auch um sich endlich der Schuldgefühle zu entledigen. Wer hat sich nicht schon Vorwürfe gemacht, wenn man morgens mit Migränekopfschmerz aufwacht und sich fragt, was man am Vortag schon wieder FALSCH gemacht hat? Noch schlimmer, wenn man von Arbeitskolleg*innen oder Familienmitgliedern gefragt wird, woran es denn diesmal gelegen habe?

Dennoch werden Trigger immer auch ein wichtiger Faktor für Menschen mit Migräne sein, denn auch, wenn sich konkrete Auslöser in wissenschaftlichen Studien nur schwer greifen lassen, haben sie einen Einfluss auf die Migräneanfälligkeit und verdienen Beachtung. Um jedoch aus dem überholten Denkschema herauszukommen, schlagen die norwegischen Migränewissenschaflter Anker Stubberud und Erling Tronvik vor, von Risikofaktoren zu sprechen, anstatt von Auslösern.[38] Dieser Begriff verändert die Wahrnehmung und soll daher auch hier übernommen werden, wenn im Folgenden, die am häufigsten genannten Risikofaktoren kurz besprochen werden. Dabei ist es wichtig, sich klarzumachen, dass jeder Betroffene sein eigenes Triggerspektrum hat, und nicht jeder der genannten Risikofaktoren bei jeder Migränepatientin ein Problem ist.

Egal um welchen Faktor es sich handelt, meist scheint es weniger der

Auslöser an sich zu sein als eine (plötzliche) Veränderung. Das heißt, dass eher ein plötzlich auftauchender oder plötzlich nachlassender Stress, eine Wetterveränderung, ein Wechsel im Schlaf/Wachrhythmus oder flackerndes, plötzlich grelles Licht besonders potent als Risikofaktor wirkt.

Schlaf

Der menschliche Körper ist durch seine innere Uhr darauf programmiert, jeden Tag eine gewisse Zeit zu schlafen. Bei Erwachsenen liegt das durchschnittliche Schlafbedürfnis bei etwa 7-8 Stunden, kann aber individuell variieren. Obwohl Schlaf keine offensichtliche Aktivität ist, ist er doch in hohem Maß in verschiedene Phasen organisiert, die notwendig für einen möglichst gesunden, resilienten Körper sind. Gesunder Schlaf dient dem Körper zur Regeneration und zur mentalen Verarbeitung der Erlebnisse des Tages.[39] Um diesen Zweck zu erfüllen, sollte im Schlaf sowohl die REM- (Rapid Eye Movement) Phase als auch die Tiefschlafphase erreicht werden.

Schlafstörungen, wie häufiges nächtliches Aufwachen oder Einschlafprobleme sind ein weit verbreiteter Risikofaktor für Migräne. Häufiges Aufwachen führt dazu, dass die Regeneration nicht erreicht werden kann, und die Lasten des vorherigen Tages nicht ausreichend verarbeitet werden. Wer morgens mit Migräne aufwacht und über den Tag unter sehr starker Müdigkeit leidet und möglicherweise sogar am Tag plötzlich einschläft, sollte in Betracht ziehen, dass eine Schlafapnoe hierfür die Ursache sein könnte. Auch Schnarchen könnte ein Hinweis darauf sein. Bei Schlafapnoe setzt während des Schlafens die Atmung für eine gewisse Zeit aus, was zu einer Unterversorgung des Gehirns mit Sauerstoff führt. Dieser Mangel an Energie im Gehirn kann unter anderem auch Migräne auslösen.

Da das Migränegehirn keine Veränderungen mag, kann auch eine Abweichung von den normalen Schlafenszeiten zum Risiko werden. Für Manche kann es ein Problem sein, wenn sie 30 Minuten später zu Bett gehen oder am Wochenende einmal ausschlafen. Dies ist ein wichtiger Grund, warum Migräne immer wieder am Wochenende, im Urlaub oder auf Reisen zum Spielverderber wird.

Ernährung

Die Bedeutung der Ernährung für Menschen mit Migräneveranlagung wird in einem eigenen Kapitel genau beschrieben. Aus diesem Grund sei hier nur kurz darauf hingewiesen, dass Migräne keine Nahrungsmittelallergie ist und dass es nicht zweifelsfrei gezeigt werden kann, dass bestimmte Nahrungsmittel eine Migräne auslösen können.

Da das Migränegehirn auf Grund seiner besonders hohen Aktivität darauf angewiesen ist, immer ausreichend mit Energie in Form von Zucker, Wasser und Sauerstoff versorgt zu sein, ist es entscheidend, regelmäßig zu essen und zu trinken. Mahlzeiten auszulassen oder den Körper, bei großer Anstrengung, nicht ausreichend mit Energie zu versorgen, kann ein sehr potenter Risikofaktor für Migräneattacken sein.

Stress

Stress gehört zu den Risikofaktoren, die Migränebetroffene am häufigsten nennen. In einer Studie mit mehr als 1200 Patient*innen berichteten 76 %, dass sie eindeutige Triggerfaktoren identifizieren könnten, und von diesen nannten 80 % den Stress als wichtigsten Auslöser.[40] Dennoch ist es auch hier schwierig, mit wissenschaftlicher Belastbarkeit einen direkten Zusammenhang herzustellen.

Menschen empfinden Stress, wenn sie sich einer Situation ausgesetzt sehen, der sie sich nicht gewachsen fühlen. Dieses Gefühl kann ausgelöst werden durch Ereignisse, Anforderungen oder Lebensbedingungen, die unvorhersehbar, unkontrollierbar oder überwältigend sind.[41] Diese Situationen haben sowohl körperliche als auch psychologische Konsequenzen. Die körperliche Reaktion auf Stress wird durch das autonome Nervensystem, also nicht willentlich, gesteuert, und führt zu einer erhöhten Flucht- bzw. Kampfbereitschaft des Körpers, z.B. durch beschleunigten Herzschlag, erhöhte Atemfrequenz und Blutdruckanstieg. Die psychologische Reaktion auf einen Stressfaktor, die z.B. Angst und Aggressivität beinhalten kann, hängt davon ab, wie das Gehirn die Situation bewertet und lässt sich dadurch bis zu einem gewissen Grad mental adressieren.

In ihrer Metaanalyse von Studien der vergangenen 35 Jahre, beschreiben die norwegischen Neuromediziner um Anker Stubberud, dass es nach wie vor statistisch nicht belegt werden kann, dass Stress eine Migräneattacke auslöst. Insbesondere gibt es Hinweise, dass intensiv empfundener Stress ein Symptom der Ankündigungsphase sein könnte, ähnlich wie der Heißhunger auf Schokolade. Da ein bekanntes Symptom der Ankündigungsphase Stimmungsschwankungen sein können, könnten diese Stimmungstiefs dazu führen, dass man bestimmte Lebenssituationen in dieser Phase als stressvoller empfindet als in der schmerzfreien Zwischenphase.

Dennoch deuten zahlreiche Studien an, dass die generelle Belastung durch Migräne, der sogenannte „Grad der Beeinträchtigung durch Kopfschmerzen", durch Stress verstärkt wird. Erhöhter Stress im Beruf führt zu weniger Zeit für die Selbstfürsorge und kann dadurch die Migränehäufigkeit erhöhen. Stress wirkt sich außerdem auf den gesunden Schlaf aus, was das Migränerisiko weiter verstärkt. Auch Schichtarbeit oder 24 Stunden Schichten, verstärken so die Migränebelastung. Weiterhin konnte beobachtet werden, dass die Wirksamkeit von Akutmedikamenten gegen die Schmerzen, bei

Menschen mit chronischer Migräne in Verbindung mit Stress nachlässt. Von chronischer Migräne spricht man, wenn ein Betroffener über mindestens drei Monate an 15 oder mehr Tagen pro Monat Kopfschmerzen hat und davon mindestens an 8 Tagen Migräne. Eine solche Lebenssituation wird von Betroffenen häufig als starker Stress empfunden und so kann es zu einem Teufelskreis kommen, bei dem sich Migräne und Stress gegenseitig verstärken. [42] Dieser Zusammenhang wird manchmal auch als „Stress-Migräne-Kreislauf" beschrieben.

Stress lässt sich nicht immer vermeiden, aber wie stark sich der empfundene Stress auf den Körper auswirkt, kann durch verhaltensmedizinische Maßnahmen und verschiedene nicht-medikamentöse Entspannungsstrategien beeinflusst werden. Gerade hier leisten diese Ansätze einen besonders wichtigen Beitrag. Im folgenden Kapitel wird auf die unterschiedlichen Möglichkeiten eingegangen.

Wetter

Wetterveränderungen zählen zu den Phänomenen, die von Menschen mit Migräne am häufigsten als Trigger genannt werden. Aber auch hier gilt, dass es keinen eindeutigen wissenschaftlichen Beweis für die Wirkung von Wetterveränderungen gibt und das Wetterfühligkeit vielleicht sogar ein Symptom der Ankündigungsphase sein könnte. Wetter kann insbesondere über drei Parameter auf den Körper wirken: Luftdruck, Temperatur und Luftfeuchtigkeit.

Im Falle des Luftdrucks gibt es eine Studie, die an Nagetieren durchgeführt wurde, und zeigen konnte, dass Veränderungen des Luftdrucks zu einer Aktivierung von Nervenfasern im Bereich des Trigeminusnervs führten. Diese Nervenfasern stehen mit den Augen in Verbindung, über die die Nagetiere offenbar die Luftdruckveränderung wahrnehmen konnten.[43] Da der Trigeminusnerv auch bei Migräne eine wichtige Rolle spielt, könnte vielleicht auf diese Art auch beim Menschen eine Luftdruckempfindlichkeit und ein erhöhte Migränebereitschaft entstehen.

Noch weniger ist über die Wirkung von Temperatur oder Luftfeuchtigkeit bekannt. Für heiße Tage lässt sich aber eine Vermutung anstellen, denn bei großer Hitze kann es schnell dazu kommen, dass man zu wenig trinkt. Dehydrierung wiederum ist ein wichtiger Risikofaktor für die Entstehung einer Migräneattacke. Scheint darüber hinaus auch die Sonne mit großer Kraft, kann es zu sehr gleißendem Licht kommen, was das Migränegehirn noch zusätzlich herausfordert.

Sport

Sport ist ein widersrüchliches Thema, denn Sport wird immer auch als mögliche vorbeugende Maßnahme gegen Migräne genannt. Auf der anderen Seite wird große körperliche Anstrengung, wie sie beim Sport erreicht wird, häufig als Migräneauslöser beschrieben.

Die Wissenschaft nennt verschiedene Gründe für diesen Zusammenhang. So kann es durch die hohe körperliche Aktivität, wie oben beschrieben, zu einer Energiemangelversorgung des Gehirns oder auch zu einer Dehydrierung kommen. Zusätzlich gibt es Beobachtungen, dass bei großer Anstrengung der Botenstoff Calcitonin Gene-Related Peptide (CGRP) erhöht sein könnte. Da CGRP eine entscheidende Rolle bei der Entstehung einer Migräneattacke spielt, könnte es dadurch einen direkten Zusammenhang geben[44].

Neben den beschriebenen Effekten der Anstrengung kann auch die Art der Bewegung entscheidend sein. Sport, wie z.B. Radfahren oder Gehen, bei dem der Körper in einer eher gleichmäßigen horizontalen Bewegung ist, wird möglicherweise eher toleriert als z.B. schnelles

Laufen, wo insbesondere der Kopf und Schulter/Nackenbereich durch auf und ab Bewegung mehr mechanisch beansprucht werden. Auch könnten Stützbewegungen, die zu einer erhöhten Anspannung im Schulter/Nackenbereich führen, oder sogenannte Umkehrhaltungen für manche ein Problem darstellen. Bei den Umkehrhaltungen, wie sie häufig im Yoga (Vorbeuge, Nach-unten-schauender Hund, Kopfstand) praktiziert werden, ist der Kopf tiefer als das Becken, was zu einem erhöhten Blutfluss im Kopf führen und für manche zum Migränerisikofaktor werden kann.

Licht

Licht ist vermutlich der Faktor, der sich am leichtesten als echter Auslöser einer Migräneattacke identifizieren lässt, denn das Migränegehirn kann sehr schnell, d. h. innerhalb von wenigen Stunden, auf sehr grelles Licht, Lichtreflexe z. B. im Glas oder auf der Schneeoberfläche oder flackernde Lichtreize mit einer Attacke antworten.

Lichtempfindlichkeit ist allerdings auch ein charakteristischer Teil der Migräneerkrankung. Während einer Attacke können Betroffene sowohl in der Ankündigungsphase als auch während der Schmerzphase besonders empfindlich auf Lichtreize reagieren, die sonst kein Problem darstellen. In diesem Fall kann das Licht eine bereits gestartete Migräneattacke in ihrem Schweregrad verschlechtern und den Kopfschmerz und manchmal sogar Begleitsymptome wie z. B. Übelkeit verstärken. Das wiederum kann dazu führen, dass sich viele Betroffene in einen dunklen Raum zurückziehen. Insbesondere bei Menschen mit sehr häufigen Migräneattacken oder chronischer Migräne, kann es sein, dass die erhöhte Lichtempfindlichkeit auch in der schmerzfreien Zwischenphase nicht vollständig zurückgeht. Betroffene versuchen dann manchmal auch im normalen Alltag, Helligkeit zu meiden.

Dr. Deborah Friedman von der Universität Texas, Dallas, die sich als Neurologin auf den Bereich der Sehnerven (Ophtalmologie) und ihrer Rolle bei Kopfschmerzerkrankungen spezialisiert hat, und mit über 130 Veröffentlichungen in diesem Bereich eine ausgewiesene Expertin ist, rät ausdrücklich davon ab, dem Licht im Alltag zu entfliehen. Sie beschreibt in ihrem Interview beim Migraine World Summit 2021, dass ein Leben im Dämmerlicht auf Dauer sehr negative Auswirkungen auf das psychische Wohlbefinden haben kann, und damit Begleiterkrankungen, wie Depression, die bei Menschen mit Migräneveranlagung häufiger auftreten als in der gesunden Bevölkerung, verstärkt werden. Außerdem kann beobachtet werden, dass sich die Bereiche der Netzhaut, die für die Verbindung zwischen Lichtempfindlichkeit und Migräne verantwortlich gemacht werden, in ihrer Lichtsensitivität anpassen. Wenn man also alltäglich in einer verdunkelten Umwelt lebt, d.h. in permanent abgedunkelten Räumen oder sich ständig mit dunklen Brillen schützt, passen sich die Netzhautzellen an und reagieren dann empfindlicher auf geringere Lichtintensität. Die bessere Strategie ist in solchen Fällen, nach einer funktionierenden vorbeugenden Behandlung zu suchen. Wenn es gelingt durch vorbeugende Strategien und/oder Medikamente die Migränehäufigkeit zu reduzieren, wird sich auch die Lichtempfindlichkeit in den schmerzfreien Zwischenphasen zurückbilden.[45]

Auch Prof. Rami Burstein von der Harvard Medical School untersucht den Zusammenhang zwischen Licht und der Migränerkrankung schon seit vielen Jahren. Er konnte zeigen, dass die schmerzverstärkende Wirkung von Licht von der Wellenlänge abhängig ist. Seine Untersuchungen lieferten allerdings auch Hinweise, dass eine besondere Lichtwellenlänge positiv für Migräne sein kann. Er konnte in seiner Forschung beobachten, dass Menschen, die sich während einer Migräneattacke in Räume mit grünem Licht zurückzogen, nicht nur in der Lage waren, weiterzulesen oder Dinge zu erledigen. Sie erlebten nach etwa zwei Stunden auch einen schmerzlindernden Effekt und fühlten sich ruhiger, weniger angespannt und ängstlich, klarer und sogar Wortfindungsstörungen gingen zurück.[46] Die Wirkung war dann signifikant, wenn die Wellenlänge des Lichts nur einer sehr schmalen Bandbreite entstammte, in der es keine Überlappung zu rotem bzw. blauem Licht gab. Die heilsame Wirkung von schmalbandigem grünen Licht ist ein interessanter Aspekt für die nicht-medikamentöse Migränebehandlung, da es frei von Nebenwirkungen ist. Basierend auf den Untersuchungen von Prof. Burstein gibt es mittlerweile grüne Lampen, die diesen Anforderungen entsprechen. Weiterhin kann man Brillen anfertigen, die das Licht so filtern, dass nur das grüne Licht an die Augen kommt.

Die nicht-medikamentöse Behandlung

Es gibt verschiedene wirksame Möglichkeiten, Migräne auch ohne Medikamente zu behandeln.

Besonders für die vorbeugende Behandlung zeigen diese Maßnahmen einen Nutzen, der mit Medikamenten vergleichbar ist.

Ihre besondere Stärke ist die Freiheit von Nebenwirkungen.

In einem integrativen Ansatz können nicht-medikamentöse Verfahren auch mit Medikamenten kombiniert und die Migränetherapie dadurch eventuell weiter optimiert werden.

Zu den nicht-medikamentösen Maßnahmen zählen:

- Anpassung des Lebensalltags mit regelmäßigen Schlafenszeiten und regelmäßiger Ernährung
- Edukation, d.h. Wissenserwerb zur Migräneerkrankung und ihrer Behandlung
- Progressive Muskelentspannung nach Jacobson
- Achtsamkeitstraining
- Kognitive Verhaltenstherapie
- Biofeedback
- Sport
- Nicht-invasive Neurostimulation
- Akupunktur

Der Umgang mit der eigenen Migräneerkrankung ist sehr individuell. Manche wünschen sich eine Tablette, die, schnell eingenommen, das Problem lösen kann, andere nehmen grundsätzlich ungern Medikamente oder haben, vielleicht aus Erfahrung, Angst vor Nebenwirkungen bzw. Langzeitrisiken. Es gibt auch andere Gründe, um auf Medikamente zu verzichten, wie z. B. während einer Schwangerschaft oder in der Stillzeit, wenn zusätzliche Erkrankungen vorliegen, oder die Medikamente nicht die erwünschte Wirksamkeit zeigen.

Nicht-medikamentöse Maßnahmen können eine echte Alternative zur medikamentösen Migränebehandlung sein, ganz besonders als vorbeugende Strategie. Das Besondere an diesen Ansätzen ist, dass sie in der Regel frei von Nebenwirkungen sind und ein ermutigendes Gefühl der positiven Selbstwirksamkeit vermitteln können. Im Idealfall bereiten sie sogar Freude, denn egal ob Entspannung oder Zeit für Sport oder einen Spaziergang, es ist eine Zeit der Selbstfürsorge, die Körper und Geist gut tut! Ob damit ein positiver Effekt auf die Migräneerkrankung erzielt werden kann, ist jedoch in hohem Maße davon abhängig, dass die Verfahren regelmäßig angewendet werden. Manche schreckt der Zeitaufwand ab, aber schon 10-15 Minuten täglich bzw. mehrmals in der Woche können einen Erfolg in der Reduktion der Schwere und Häufigkeit der Migräneattacken bedeuten. Studien zeigen, dass es sich lohnt, diese Zeit für sich zu investieren, da mit manchen Methoden eine Reduktion der Migränehäufigkeit erreicht werden kann, die mit der Einnahme von vorbeugenden Medikamenten, wie z.B. Betablockern oder dem Epilepsiepräparat Topiramat (siehe *Die medikamentöse Behandlung*), vergleichbar ist. Darüber hinaus profitieren auch medikamentöse Strategien von einer Kombination mit nicht-medikamentösen Maßnahmen.

Was zunächst aufwendig klingt, kann ganz einfach sein, denn zu den hilfreichen, nicht-medikamentösen Maßnahmen zählen bereits Anpassungen des täglichen Lebens, die dazu führen, dass man regelmäßige Mahlzeiten einnimmt, ausreichend trinkt und einen regelmäßigen Schlafrhythmus hat. Auch ausreichende Pausen im Arbeitsalltag sind ein wichtiges Element der nicht-medikamentösen Migränevorbeugung.

Je nach individuellen Vorlieben kann man darüber hinaus noch aus einem bunten Potpourri aus Entspannungsmethoden, Sport, Verhaltenstherapie und/oder Neurostimulationsverfahren das geeignete auswählen, um Körper und Geist dabei zu unterstützen, mit der Migräneerkrankung besser umzugehen.

Progressive Muskelentspannung nach Jacobson

Jede Art von Entspannungsverfahren wird zur Vorbeugung gegen Migräne empfohlen. In verschiedenen Studien konnte gezeigt werden, dass der Effekt dieser Entspannungsverfahren, wenn sie richtig und möglichst täglich eingesetzt werden, vergleichbar mit prophylaktisch eingesetzten Medikamenten, wie Betablockern, sein kann. Das bedeutet, dass die Migränehäufigkeit im Mittel um 35-45 % reduziert werden konnte.[47]

Entspannungsverfahren reduzieren messbar die Aktivität des Zentralen Nervensystems und wirken beruhigend auf Körper und Geist. Weiterhin konnte gezeigt werden, dass sie schmerzhemmende Strukturen im Gehirn aktivieren, und die besondere Erregbarkeit der Nerven des Migränegehirns herabsetzen.[48]

Die Progressive Muskelentspannung (PME) zeichnet sich dadurch aus, dass sie am einfachsten zu erlernen ist und auch schon von Kindern und Jugendlichen genutzt werden kann. Sie ist daher die Methode mit den besten Erfolgsaussichten. PME wurde von dem US-amerikanischen Arzt Edmund Jacobson bereits in den 1930er Jahren entwickelt. Sie beruht auf dem Effekt, dass sich Muskeln besonders gut entspannen, wenn sie zuvor kurz angespannt waren. Während einer Progressiven

Muskelentspannung werden insgesamt 16 Muskelgruppen nacheinander gezielt angesprochen und für ca. 7 Sekunden angespannt. Die Entspannung danach (etwa 30-40 Sekunden) wird ganz bewusst wahrgenommen. Da alle großen Muskelgruppen einbezogen werden, entspannt sich der ganze Körper. Diese Entspannung wirkt sich direkt auf das autonome Nervensystem aus und sorgt dadurch auch für eine mentale Entspannung und Beruhigung.

Wer die PME erlernt hat und in der Anwendung geübt ist, kann dann auf Kurzversionen zurückgreifen, bei der die 16 Muskelgruppen zu 7 zusammengefasst werden, im zweiten Schritt sogar zu 4. Das reduziert die Übungszeit deutlich auf 10-15 Minuten und wird dadurch im Alltag leicht integrierbar, da es sich mal eben im Sitzen durchführen lässt. Je geübter man ist, desto leichter fällt es einem, sich den entspannten Zustand zu vergegenwärtigen und zu erreichen, auch in ganz alltäglichen Situationen und sogar ohne vorherige Anspannung.

Anleitungen für Progressive Muskelentspannung lassen sich zahlreich im Internet finden oder auf Krankenkassen-Apps. Auch Volkhochschulen oder Schmerzzentren bieten entsprechende Kurse an. Bei zertifizierten Anbietern bezuschusst die Krankenkasse in der Regel die Kursgebühr.

Achtsamkeitstraining

Jon Kabat-Zinn entwickelte 1979 das Achtsamkeitstraining als Stressbewältigungsstrategie (Mindfulness-Based Stress Reduction (MBSR)). Es kann in einem mehrwöchigen Kurs (8-12 Termine über 8-10 Wochen) von jedem erlernt und dann jederzeit im Alltag eingesetzt werden.

In randomisierten, kontrollierten Studien konnte gezeigt werden, dass Achtsamkeitsmeditation die Migränehäufigkeit reduzieren kann. Selbst in Fällen, in denen die Migränehäufigkeit nicht signifikant reduziert werden konnte, wirkte sich die Achtsamkeitspraxis positiv auf den Grad der Beeinträchtigung, die Lebensqualität, die Selbstwirksamkeit, auf depressive Symptomatik und auf katastrophisierendes Denken aus.[49] Besonders Patient*innen mit episodischer Migräne im Vergleich zu chronischer Migräne, profitierten in der randomisiert-kontrollierten Untersuchung der amerikanischen Wissenschaftlerin Elizabeth Seng und Kolleg*innen von achtsamkeitsbasierten Ansätzen.[50]

Achtsamkeit bedeutet, sich vollständig auf den gegenwärtigen Moment zu konzentrieren, diesen bewusst wahrzunehmen und seine eigenen Gedanken und Gefühle im Hier und Jetzt lediglich neutral zu beobachten, ohne sie zu bewerten. Um diese Bewusstheit zu erreichen, werden z.B. verschiedene Meditationstechniken, Atemübungen oder der Body-Scan erlernt. Dadurch gelingt es, den Körper und seine Reaktionen besser wahrzunehmen und negative Einflüsse frühzeitig zu erkennen. Durch Konzentration auf das Erleben des Augenblicks gelingt es, sich nicht vom Gedankenkarussell und negativen Gefühlen, wie Ärger, Angst oder Niedergeschlagenheit, mitreißen zu lassen. Man entzieht diesen dadurch die Macht, als Stressor zu wirken. Auch die eigene Schmerzwahrnehmung kann dadurch beeinflusst und so das mit den Schmerzen verbundene Leid gelindert werden.

Achtsamkeitstraining bzw. MBSR wird z.B. von Volkshochschulen, in Yogazentren oder in Schmerzpraxen angeboten. Auch Onlinekurse stehen zur Verfügung. Wenn ein zertifizierter Anbieter gewählt wird, gilt auch hier, dass die Krankenkasse einen Teil der Kosten übernimmt.

Kognitive Verhaltenstherapie

Die kognitive Verhaltenstherapie (KVT) ist eine problemorientierte Therapieform. Sie geht davon aus, dass menschliches Verhalten gelernt ist und dass es dadurch auch wieder verändert und neu gelernt werden kann. Zunächst lernt der Nutzer bzw. die Nutzerin sich über die eigenen

Gedanken, Gefühle und Erwartungen klar zu werden. Im zweiten Schritt gilt es, falsche (krankmachende) Überzeugungen zu erkennen und dann bewusst zu verändern.

Die KVT hat bei der Behandlung von Menschen mit chronischen Schmerzen einen festen Platz. Dabei geht es nicht darum, dass Menschen mit chronischen Schmerzen sich diese vielleicht nur einbilden. Schmerzen sind real und haben meist eine körperliche Ursache. Zusätzlich aber kann die Art und Weise, wie wir im Alltag mit unserem Verhalten, Gefühlen und Gedanken auf Stress reagieren, diese Schmerzen aufrecht erhalten oder sogar verstärken.[51]

Im Kapitel *Trigger – Auslöser oder Risikofaktor* wurde beschrieben, dass Stress ein wichtiger Risikofaktor für Migräneattacken sein kann, Mit Hilfe einer KVT kann gelernt werden, Situationen, die Stress auslösen, zu analysieren und Verhaltensmuster zu finden, die helfen, mit solchen Situationen besser umzugehen. Das lässt sich am Beispiel von körperlichem Stress gut nachvollziehen. Wenn eine dauerhaft angespannte Haltung am Schreibtisch zur Nacken- bzw. Rückenschmerzen führt, kann dies Situation durch positive Gedanken („Ich brauche eine Pause“) oder entsprechendes Handeln (Pause machen) verbessert werden. Negative Gedanken wie der Zwang zum Durchhalten „Stell dich nicht so an, heute Abend kannst du dich ausruhen“, Bagatellisieren „Das ist nicht so schlimm“ oder Ignorieren der eigenen Bedürfnisse „Augen zu und durch“, werden den Schmerz und den daraus resultierenden Stress hingegen weiter verstärken.

Auch psychischer bzw. psychosozialer Stress durch konfliktbeladene Beziehungen zu Kolleg*innen, Vorgesetzten, Freund*innen oder Familienmitgliedern kann mit Hilfe der KVT adressiert und verbessert werden.

Viele Studien, die sich mit der Wirksamkeit von KVT zur Verbesserung der Migränelast beschäftigen, wurden bereits durchgeführt. In einer Metaanalyse, die 39 Studien bewertet, kommen die australischen

Wissenschaftler um Joanne Dudeney zu dem Schluss, dass psychologische Verfahren sich positiv auf Migränehäufigkeit und Schmerzintensität auswirken können. Weiterhin waren Patient*innen, die eine KVT erhalten hatten, nach den Migräneattacken weniger stark in ihrer Lebensführung beeinträchtigt.[52]

Biofeedback

Bei der Biofeedbacktherapie werden Signale des Körpers, wie z.B. Pulsschlag, Kopfmuskelaktivität, Körpertemperatur gemessen und auf einem Monitor sichtbar gemacht. Diese Signale reflektieren den Anspannungszustand des Körpers und werden durch das autonome Nervensystem gesteuert. Der Patient oder die Patientin erkennen auf dem Bildschirm direkt die Signale des Körpers, während sie dazu angeleitet werden, sich zu entspannen. Ziel der etwa 8-12 Sitzungen ist es, willentlich diese Körperfunktionen zu beeinflussen, die eigentlich autonom, also nicht willentlich, gesteuert werden, und so zu einer Entspannung und Beruhigung zu gelangen. Ein weiterer positiver Effekt ist die Erfahrung, die Körperfunktionen bewusst beeinflussen zu können und dadurch ein Gefühl der Selbstwirksamkeit zu erfahren.

Eine etwa 15 Jahre alte Metaanalyse kommt nach der Auswertung von ca. 100 Studien zu dem Ergebnis, dass Biofeedback zu einer Reduktion der Migränehäufigkeit führen kann und das in einer Wirksamkeit, die dem Einsatz eines Betablockers vergleichbar ist.[53]

Eine besondere Form des Biofeedbacktrainings ist das Vasokonstriktionstraining. Es soll zur Akuthilfe eingesetzt werden, da während eines Migräneanfalls die Adern im Kopf erweitert sind. Ähnlich wie bei der Wirkung von Triptan, einem klassischen Migräne-Akutmedikament (siehe *Die medikamentöse Behandlung*), soll durch eine willentlich gesteuerte Gefäßverengung der Kopfschmerz reduziert werden. Diese Technik muss zunächst in der schmerzfreien

Zwischenphase erlernt werden, um dann während einer akuten Attacke eingesetzt werden zu können.

Während bei den vorangegangenen psychologischen Verfahren die Krankenkassen die Kosten übernehmen, ist das bei der Biofeedbacktherapie nicht der Fall.

Sport

In den ärztlichen Leitlinien zur „Therapie der Migräneattacke und Prophylaxe der Migräne“ von 2022 wird aerober Ausdauersport zur Prophylaxe der Migräne ausdrücklich empfohlen. Es ist nicht klar, ob Ausdauersport eher als spezielles Entspannungsverfahren seine positive Wirkung entfaltet, ob es Effekte wie die Ausschüttung von schmerzstillenden, stimmungsaufhellenden Endorphinen sind, oder die generelle Steigerung der körperlichen Leistungsfähigkeit. Dennoch zeigen zahlreiche Studien einen positiven Effekt von Ausdauersport, auch wenn die Anzahl der Proband*innen in diesen Studien nicht den strengen statistischen Anforderungen genügt.[54]

Um eine positive Wirkung zu erzielen, wird empfohlen, etwa dreimal in der Woche für 40 Minuten zu trainieren. Schwimmen, Joggen, schnelles Gehen (Nordic Walking) oder Radfahren eignen sich besonders für das aerobe Training. Allerdings ist es wichtiger eine Sportart zu finden, die einem Freude bringt, auch Wandern, Tanzen, Reiten, Training am Crosstrainer oder andere Aktivitäten können geeignet sein. Aerob bedeutet dabei, dass die Belastung so angepasst wird, dass die Muskeln jederzeit mit Sauerstoff versorgt werden können. Daher ist es entscheidend, die Belastung für ein aerobes Training moderat zu halten, sich also nicht zu überanstrengen. Ein guter Hinweis für die richtige Dosierung ist, dass man sich beim Training noch unterhalten kann, ohne außer Atem zu geraten. Der Puls sollte 70-80% der altersgemäßen Maximalfrequenz nicht überschreiten. Der

Maximalpuls beträgt etwa 220 minus Lebensalter, ist aber auch abhängig von Geschlecht und Trainingszustand.

Damit Sport nicht zum Trigger wird, gilt es, auf die richtige Dosierung zu achten. Hierfür kann eine Pulskontrolle hilfreich sein. Außerdem kann eine kleine Zwischenmahlzeit vor Trainingsbeginn ebenso sinnvoll sein, wie ausreichend Wasser zu trinken. Dadurch wird einem Energiemangel und einer Dehydrierung vorgebeugt.

Regelmäßiger Sport kann für Menschen mit häufiger Migräne eine große Herausforderung sein. Festgelegte Trainingszeiten und -ziele können schnell zum Stress werden, wenn eine Migräne sich ankündigt und man schon wieder den Termin verschieben muss. Hier gilt es, wie so oft, duldsam mit sich und seinem Körper zu sein und den Trainingsplan mit kleinen Zielen anzupassen, um das zu erreichen, was das Wichtigste und Wirksamste an der körperlichen Betätigung sein sollte: Freude!

Nicht-invasive Neurostimulation zur Akuttherapie und zur Vorbeugung

Neuromodulationsverfahren können zur akuten und zur vorbeugenden Behandlung der Migräne eingesetzt werden. Nicht-invasiv bedeutet, dass die Anwendung eigenständig, mit kleinen impulsgebenden Geräten, von außen über die Haut erfolgt. Dabei wird mit Hilfe von schmerzfreien Stromsignalen oder magnetischen Impulsen in den Schmerzkreislauf eingegriffen und dieser modifiziert.

Je nach Verfahren wird an ausgewählten Nervenbahnen des Kopfes im Bereich der Stirn, am Hals oder am Oberarm angesetzt. Die Anwendungen haben in der Regel nur leichte Nebenwirkungen, und können für Manche eine Ergänzung bzw. Alternative zur medikamentösen Behandlung sein, falls keine Kontraindikationen bestehen. Diese sind z.B. implantierte Schrittmacher oder Hörgeräte oder andere Implantate, akute Verletzungen bzw. vorangegangene Operationen im Kopfbereich, bei manchen Geräten auch Gefäßverengung der Halsschlagader (Gammacore).

Neuromodulierende Geräte können besonders dann interessant sein, wenn es Probleme mit der medikamentösen Behandlung gibt, wenn also Nebenwirkungen oder Kontraindikationen für Medikamente vorliegen oder wenn man aufgrund anderer Erkrankungen bereits viele andere Medikamente einnehmen muss, bzw. keine Medikamente nehmen möchte. Grundsätzlich lassen sich Neurostimulationsverfahren aber auch in Kombination mit Migränemedikamenten verwenden und die Wirkung dadurch eventuell verbessern.

Während es in den USA zahlreiche verschiedene Neuromodulationsgeräte zur Behandlung episodischer und chronischer Migräne gibt, sind in Deutschland bisher nur wenige verfügbar. In verschiedenen, bisher meist kleinen Studien, von denen nur wenige placebokontrolliert und verblindet waren, deutet sich eine Wirksamkeit dieser Verfahren für die akute oder vorbeugende Migränebehandlung an. Die ärztlichen Leitlinien zur Migränebehandlung von 2022 erwähnen explizit die Wirksamkeit der Trigeminusmodulation mit dem Cefaly-Gerät bei akuter Migräne. Da die Evidenz bisher aber nur gering ist, werden die Kosten derzeit von Krankenkassen nicht übernommen. Da diese Geräte und eventuell nötige Verbrauchsmaterialien, wie Klebeelektroden, einige hundert Euro kosten, bedeutet das eine große Hürde für den Einsatz der Neuromodulation. Es lohnt sich aber, insbesondere wenn andere Behandlungsoptionen versagen oder nicht in Frage kommen, bei der Krankenkasse nachzufragen. Weitere Studien mit mehr Studienteilnehmer*innen und verbesserter Placebokontrolle können vielleicht in Zukunft auch die Bewertung dieser Behandlungsmethode durch die Krankenkassen verändern. Im Rahmen von stationären Aufenthalten in Schmerzkliniken wird Patient*innen oft die Möglichkeit geboten, die Wirksamkeit verschiedener Neuromodulationsverfahren für sich zu testen, und danach zu entscheiden, ob eine Investition in diese Behandlungsmethode sinnvoll ist.

Trigeminusnervstimulation (Cefaly)

Der Trigeminusnerv oder Drillingsnerv ist ein wesentlicher Akteur bei einer Migräneattacke. Er hat drei Hauptäste, von denen einer oberhalb der Augen, in der Stirn verläuft. Eine verstärkte Reizung dieses Nervenastes ist häufig für den Migräneschmerz verantwortlich. An dieser Stelle setzt das Cefaly an. Die Signale des kleinen Gerätes werden mittels einer Klebeelektrode übertragen. Die Elektrode wird direkt über den Augenbrauen auf die Stirn geklebt und das Gerät mit Hilfe eines kleinen Magneten an der Elektrode befestigt. Die Behandlung einer akuten Attacke dauert 60 Minuten und führt im Idealfall zum Abklingen oder zur Linderung des Schmerzes. Zur Vorbeugung wird eine tägliche 20-minütige Behandlung empfohlen.

In der neusten Studie von 2022 untersuchten Wissenschaftler eine Gruppe von 538 Migränepatient*innen, die sich im Akutfall einer zweistündigen Behandlung mit Cefaly oder einer Behandlung mit einer Attrappe unterzogen. Im Vergleich zur Attrappen-Gruppe erreichten in der Cefaly-Gruppe 7% mehr Teilnehmer*innen eine Schmerzfreiheit nach 2 Stunden, 14% mehr ein Abklingen der Begleitsymptome wie Übelkeit und Schwindel. Auch nach 24 Stunden waren noch 7 % mehr Teilnehmer*innen schmerzfrei bzw. 14 % mehr verspürten eine Schmerzlinderung.[55]

Vagusnervstimulation (GammaCore, Vitos)

Der Vagusnerv ist der zehnte und größte Hirnnerv und übermittelt Informationen von den Körperorganen an das Gehirn. Er erstreckt sich vom Hirnstamm über den Hals und den Brustraum bis in die Bauchregion und spielt bei der autonomen Funktion fast jedes Organs eine wichtige Rolle. Die elektrische Reizung des Vagusnervs im Zuge der Neuromodulation kann den Schmerz reduzieren, wobei die

Studienlage noch schwach ist, da eine gute Placebokontrolle schwierig umzusetzen ist. In Tierexperimenten konnte jedoch gezeigt werden, dass eine Vagusnervstimulation die sogenannte Cortical spreading Depression, die für die Aura verantwortlich ist, unterdrückt und auch die Schmerzverarbeitung im Gehirn verändert.[56]

In Deutschland sind zwei verschiedene Geräte zur Vagusnervmodulation verfügbar. Das Vitos (Fa. Cerbotec) sieht aus wie ein MP3-Player und stimuliert einen Endast des Vagusnervs im Ohr über einen Ohrclip. Da dieser Ast sehr dünn ist, dauert die Behandlung täglich 4 Stunden. Das GammaCore wird am Hals in der Nähe der Halsschlagader angesetzt. An dieser Stelle läuft ein sehr dicker Ast des Vagusnervs. Die Behandlung mit dem GammaCore (Fa. Electrocore) erfolgt daher nur zweimal täglich über 5 Minuten. Vorübergehende Nebenwirkungen können Heiserkeit, Kurzatmigkeit, Stimmveränderung und Hautreizung sein. Diese klingen aber von alleine ab.

Stimulation der peripheren Nerven (Nerivio, Fa. Theranica, Israel)

Das Nerivio Gerät wird mit einer Manschette am Oberarm angebracht und über eine Smartphone-App gesteuert. Es ist zur akuten und zur vorbeugenden Behandlung der Migräne für Patient*innen ab 12 Jahren zugelassen. Das Gerät aktiviert eine Nervenbahn im Oberarm, die mit dem Stammhirn in Verbindung steht. Durch die Impulse wird die Schmerzkontrolle aktiviert und so der Schmerz moduliert. Eine Behandlung dauert im Akutfall 45 Minuten. Zur Vorbeugung kann diese Behandlung alles zwei Tage wiederholt werden.

Nerivio ist seit 2019 in den USA zugelassen und es existieren verschiedene doppelt verblindete Studien zur Wirksamkeit bei Erwachsenen und Jugendlichen. Seit Frühjahr 2024 ist Nerivio auch in Deutschland verfügbar, und der besondere Charm dieser Anwendung ist, dass sie fast unsichtbar unter einem langärmligen Oberteil getragen und so im normalen Alltag eingesetzt werden kann.

Akupunktur

Die Akupunktur ist eine Behandlungsmethode der chinesischen Medizin, die zur Behandlung unterschiedlicher Krankheiten eingesetzt wird. Bei der klassischen chinesischen Akupunktur werden dünne Nadeln gezielt auf bestimmte Punkte, entlang der Energieleitbahnen des Körpers gesetzt, den sogenannten Meridianen. Dadurch soll der gestörte Energiefluss, der zu den Krankheitssymptomen führt, normalisiert werden.

Ob Akupunktur auch bei Migräne wirken kann, wird seit Beginn der 2000er Jahre besonders für episodische Migräne untersucht. Die Qualität medizinischer Studien zur Wirksamkeit der Akupunktur steht und fällt jedoch mit der Wahl der Placebokontrolle, die im Idealfall eine sogenannte Scheinakupunktur sein sollte, also das Setzen der Nadeln an Stellen, die nicht den Akupunkturpunkten entsprechen. In neuerer Zeit gibt es, laut den ärztlichen Leitlinien zur Behandlung der Migräne, Hinweise für eine kleine Überlegenheit der klassischen Akupunktur gegenüber der Scheinakupunktur und damit für eine Wirksamkeit in der prophylaktischen Behandlung der Migräne.[57]

Die medikamentöse Behandlung

Die Einnahme von Medikamenten sollte kontrolliert erfolgen (Kopfschmerzkalender) und Kontraindikationen vorher ausgeschlossen werden.

Eine akute Migräneattacke kann behandelt werden mit

- allgemeinen Schmerzmitteln
- speziellen Migränemedikamenten, z.B. Triptanen.

Tritt starke Übelkeit als Begleitsymptom auf, kann diese mit entsprechenden Medikamenten behandelt werden, bevor das Schmerzmittel eingenommen wird.

Um den Verlust des Medikaments durch Erbrechen zu verhindern, können Triptane auch als Nasenspray oder als Injektion appliziert werden.

Grundsätzlich helfen Akutmedikamente umso besser, je früher sie während der Kopfschmerzphase eingenommen werden.

Bei regelmäßiger, häufiger Einnahme von Schmerzmitteln und Triptanen kann es zu einem Medikamentenübergebrauchskopfschmerz kommen.

Um das zu verhindern, muss die Einnahme am besten protokolliert und die 10/20 Regel beachtet werden.

Wer regelmäßig mehrmals im Monat Migräneattacken hat, für den ist eventuell eine medikamentöse Prophylaxe sinnvoll.

Ziel einer Prophylaxe ist, die Zahl der Attacken und deren Schwere zu reduzieren.

Dadurch kann Medikamentenübergebrauchskopfschmerz und einer Chronifizierung vorgebeugt werden.

Dieses Kapitel gibt einen Überblick über Medikamente, die sich in klinischen Studien als wirksam zur Behandlung der Migräne erwiesen haben und in den ärztlichen Leitlinie empfohlen werden. Diese Leitlinien dienen den Fachärzt*innen als Informationsquelle und Orientierung. Im Dezember 2022 wurde die Leitlinie „Therapie der Migräneattacke und Prophylaxe der Migräne" durch die Deutsche Gesellschaft für Neurologie (DGN) in Zusammenarbeit mit der Deutschen Migräne- und Kopfschmerzgesellschaft (DMKG) aktualisiert und veröffentlicht. Unter www.dmkg.de kann diese Leitlinie nachgelesen werden.[58] Eine weitere Grundlage dieses Kapitels ist das Sachbuch von Prof. Hartmut Göbel *Erfolgreich gegen Kopfschmerzen und Migräne* aus dem Jahr 2020.

Das Kapitel dient der Information und Vorbereitung auf das Gespräch mit einer Ärztin oder einem Arzt. Da jeder Mensch individuelle körperliche Voraussetzungen und eventuell Vorerkrankungen mitbringt, kann und will dieses Buch keine Medikamentenempfehlungen geben. Es kann in keinem Fall das Gespräch mit dem qualifizierten Facharzt oder der Fachärztin ersetzen. Wer regelmäßig starke Kopfschmerzen hat, sollte immer eine Ärztin oder einen Arzt zu Rate ziehen, die/der zunächst klärt, um welche Art von Kopfschmerz es sich handelt. Mit kompetenter ärztlicher Hilfe kann die richtige Behandlung, unter Berücksichtigung individueller Einflussfaktoren und Risiken, geplant werden.

Die Einnahme von Medikamenten ist immer das Ergebnis einer Abwägung. Niemand nimmt leichtfertig Medikamente, da sie möglicherweise Nebenwirkungen auf den Körper haben und im Fall der Migräne die Sorge vor dem Medikamentenübergebrauchskopfschmerz (MÜK) wie eine dunkle Wolke am Himmel steht. Unter welchen Umständen es dazu kommen kann, wird im Abschnitt *Die 10/20 Regel* erklärt.

Bei jeder Attacke fragen sich Migränepatient*innen aufs Neue:

„Brauche ich ein Medikament, oder geht der Schmerz von allein?“ Im Abschnitt „Einnahme von Migränemedikamenten“ werden Entscheidungshilfen für diesen inneren Konflikt angeboten.

Wenn häufige Migräneattacken die Lebensqualität stark beeinträchtigen, durch die Akutmedikation die Attacken nicht ausreichend gestoppt werden können, oder bei langanhaltenden Aura-Symptomen ist es eventuell hilfreich, vorbeugend die Anfallsbereitschaft zu reduzieren. Im ersten Schritt bieten sich für die Migräneprophylaxe nicht-medikamentöse Maßnahmen an, da sie in der Regel frei von Nebenwirkungen sind und in Studien in ihrer Wirksamkeit durchaus mit prophylaktischen Medikamenten gleichwertig waren (siehe Kapitel *Die nicht-medikamentöse Behandlung*). Sollte das nicht ausreichen, kann zusätzlich auf Medikamente zurückgegriffen werden. Eine medikamentöse Behandlung sollte jedoch immer auch von nicht-medikamentösen Maßnahmen begleitet werden, da auf diese Weise die Wirksamkeit der medikamentösen Vorbeugung deutlich verbessert werden kann. Was die Entscheidungskriterien für eine medikamentöse Prophylaxe sind und welche Möglichkeiten es gibt, wird im Abschnitt *Medikamentöse Prophylaxe* erklärt.

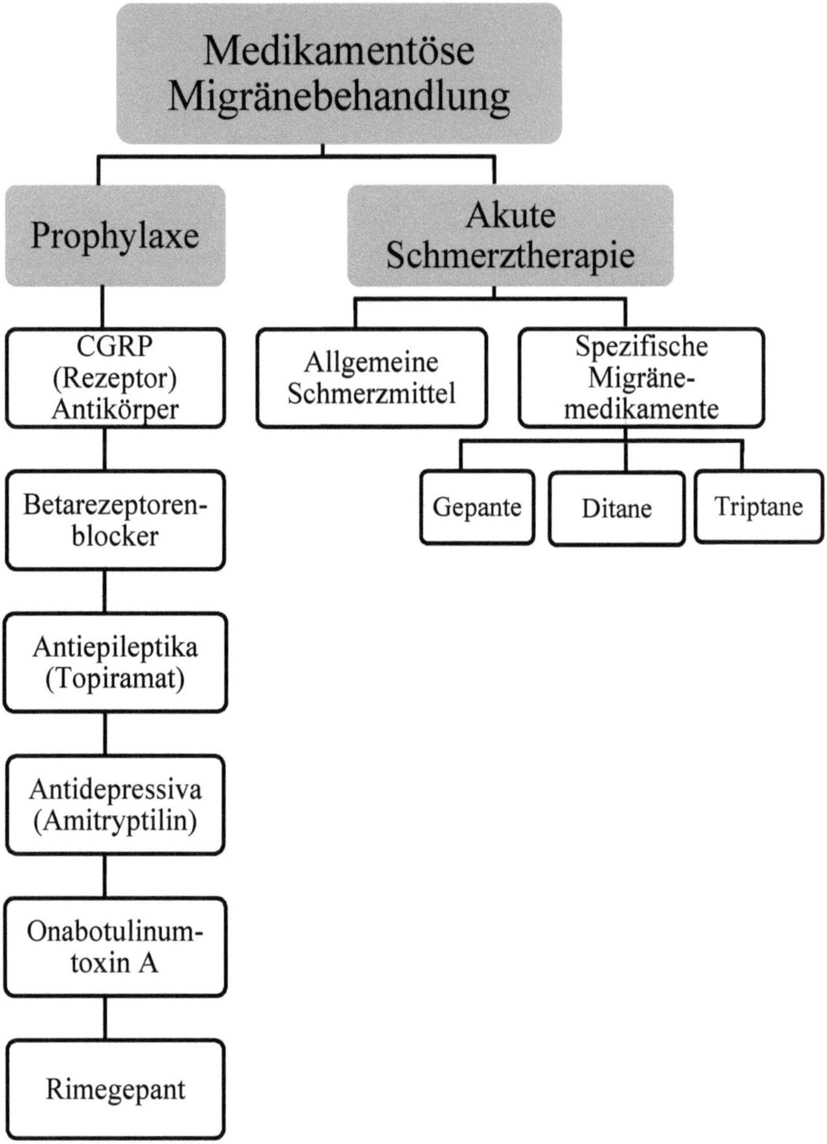

Übersicht über die Medikamente zur Migränebehandlung

Akutbehandlung

Um die Schmerzen einer akuten Migräneattacke zu lindern, stehen den Betroffenen sowohl allgemeine Schmerzmittel als auch spezielle Migränemedikamente, z.B. die Triptane, zur Verfügung. Welches Medikament im Einzelfall das richtige ist, hängt sowohl von Vorerkrankungen als auch von der Schwere der Migräneattacke ab. Die oben erwähnten Leitlinien empfehlen allgemeine Schmerzmittel (Analgetika) als Mittel der Wahl. Sollten diese nicht oder nicht ausreichend wirken, können die speziell für Migränekopfschmerz entwickelten Triptane, Gepante und Ditane eine Alternative sein.

Im Laufe der eigenen Migränehistorie sammeln Betroffene ihre ganz persönlichen Erfahrungen, welches Medikament ihnen hilft. Die meisten finden ein mehr oder weniger gut wirkendes Akutmedikament und wenn das der Fall ist, ist es sinnvoll, eine akute Migräneattacke damit zu behandeln, im Idealfall sogar eher zu Beginn als zu spät, solange die 10/20 Regel beachtet wird.

Parallel zur Einnahme von Medikamenten ist es sehr hilfreich, sich so lange wie möglich an einen ruhigen, geschützten Ort zurückzuziehen und sich von Geräuschen und Lichtreizen abzuschirmen. Diese Maßnahme wird immer zu einer Verbesserung der Wirkung von Medikamenten führen und jeder Arbeitgeber oder jede Arbeitgeberin ist verpflichtet, einen Ruheraum zur Verfügung zu stellen, den kranke Mitarbeiter*innen oder auch Schwangere bei Bedarf aufsuchen können.

Wird ein Medikament eingenommen, gelangt es über den Magen in den Darm und wird dort in den Blutkreislauf aufgenommen. Da während der Migräneattacke die Tätigkeit von Magen und Darm generell verlangsamt ist, kann die schnelle Wirksamkeit des Schmerzmittels dadurch behindert werden. Außerdem werden die Attacken in manchen Fällen von Übelkeit und eventuell Erbrechen begleitet. In solchen Fällen empfehlen Ärzt*innen vor der Einnahme eines Schmerzmittels zusätzlich ein Mittel gegen Übelkeit (sogenannte Antiemetika) einzunehmen. Diese Medikamente können dann doppelt hilfreich sein. Sie helfen gegen die Übelkeit und verbessern die Aufnahme des Schmerzmittels, indem sie die Magen- und Darmtätigkeit aktivieren.[59]

Eine weitere Strategie, die eingeschränkte Magen- und Darmfunktion zu umgehen, ist die Wahl einer geeigneten Darreichungsform. Brause- und Schmelz- oder Kautabletten werden vom Körper besser aufgenommen. Noch effektiver können Nasensprays oder Spritzen sein, wie sie z.B. für bestimmte Triptane angeboten werden.

Allgemeine Schmerzmittel

Jeder kennt die allgemeinen Schmerzmittel Acetylsalicylsäure (z.B. Aspirin), Naproxen, Paracetamol, Diclofenac und Ibuprofen. Besonders bei leichten bis mittelschweren Attacken sind diese Medikamente für Viele hilfreich. Unter den Analgetika ist für Acetylsalicylsäure und für Ibuprofen die Wirksamkeit für Migränekopfschmerz am besten belegt. Paracetamol wird nur bei Kontraindikationen gegen diese beiden Wirkstoffe empfohlen.[60] Für Paracetamol gilt außerdem die Einschränkung, dass es bei Schwangerschaft nicht verwendet werden sollte, da es zu Hodenhochstand bei männlichen Embryonen führen kann.

Allgemeine Schmerzmittel werden auch in speziellen Darreichungsformen für die Migränebehandlung angeboten. Aspirin Migräne oder Dolormin Migräne (Ibuprofen) z. B. verbessern durch ihre Zusammensetzung die verlangsamte Magen-/Darmresorption und wirken dadurch schneller als eine normale Tablette. Die Leitlinien empfehlen besonders Brausetabletten, da die Auflösung der Tablette vor der Einnahme eine lokale Wirkstoffkonzentration im Magen verhindert, und die Medikamente dadurch besser verträglich sind.

Weiterhin gibt es speziell im Falle der Migräne auch Kombinationspräparate, bei denen verschiedene schmerzlindernde Wirkstoffe mit Koffein verbunden werden. Auch wenn diese Präparate grundsätzlich wirksam sind, besteht ein erhöhtes Risiko für Medikamentenübergrauchskopfschmerz.[61] Das kann möglicherweise auf den Zusatz von Koffein zurückgeführt werden, der bei häufiger Einnahme dieser Präparate eine körperliche Abhängigkeit begünstigt.[62]

Auch für allgemeine Schmerzmittel ist es daher wichtig, die Einnahmehäufigkeit im Auge zu behalten. Es sollten an MAXIMAL 15 Tagen im Monat Analgetika eingenommen werden, für Kombinationspräparate nur an MAXIMAL 10 Tagen/Monat um einen Medikamentenübergrauchskopfschmerz zu verhindern.

Spezifische Migränemedikamente - Triptane

Für viele Migränepatient*innen sind allgemeine Schmerzmittel nicht ausreichend, um eine Migräneattacke wirksam zu bekämpfen. In diesem Fall und auch bei Migräne mit ausgeprägten Aura-Symptomen oder wenn mehrere Aura-Symptome nacheinander auftreten, können spezifische Migränemedikamente eine große Hilfe sein.[63]

Seit den 90er Jahren gibt es für Migränepatient*innen Schmerzmittel, die speziell zur Behandlung der Migräne entwickelt wurden, die Triptane. Sie wirken nach heutiger Erkenntnis gezielt nur dort im Körper, wo der Migränekopfschmerz entsteht.[64]

Im Kapitel *Migräne verstehen* wird erklärt, was im Körper während einer Migräneattacke passiert und dass eine Reaktion, die mit dem Begriff „sterile neurogene Entzündung“ umschrieben wird, im Bereich der Hirnhaut zu den Kopfschmerzen führt. Ein wesentlicher Akteur in diesem Prozess ist der Botenstoff CGRP (Calcitonin Gene-Related Peptide). Er wird im Verlauf der Attacke im Übermaß von den Nervenzellen freigesetzt und bewirkt durch Bindung an die passenden Rezeptoren an der Oberfläche der Blutgefäße im Gehirn, dass sich diese erweitern und die Empfindlichkeit der Schmerzrezeptoren gesteigert wird. Dadurch kommt es zu dem bekannten Migränekopfschmerz. Triptane hemmen die Freisetzung des Botenstoffs CGRP und bremsen somit den Schmerz. Da Triptane nur und ganz gezielt an diesen Schmerzpunkten wirken, sollten ihre Nebenwirkungen bei den meisten Menschen gering sein. Nicht ungewöhnlich ist z.B. ein leichtes Schwächegefühl, Müdigkeit, Schwindel, leichte Übelkeit oder Kribbeln. Dennoch gibt es einige wichtige Aspekte, die bei der Anwendung von Triptanen berücksichtigt werden sollten und im Folgenden erwähnt werden.

In manchen Fällen kann es bei der Einnahme von Triptanen zu einem Engegefühl in der Brust oder im Hals kommen. Man geht davon aus, dass es sich dabei um eine Verkrampfung der Speiseröhre handeln könnte, es kann jedoch als sehr unangenehm empfunden werden. Das Auftreten von Nebenwirkungen kann außerdem durch die parallele Einnahme anderer Medikamente beeinflusst werden. So ist zum Beispiel die Einnahme von Antidepressiva, die die Aufnahme von Serotonin hemmen, möglicherweise nicht mit der Einnahme von Triptanen zu vereinbaren.[65]

Es gibt auch Patient*innen, denen von der Einnahme von Triptanen generell abgeraten wird. Der Grund hierfür ist, dass Triptane eine gefäßverengende Wirkung haben können. Daher sollten Menschen, die z.B. Angina pectoris, verengte Herzkranzgefäße, Hirngefäße oder andere Gefäßerkrankungen, einen unentdeckten und/oder einen unbehandelten Bluthochdruck haben, keine Triptane verwenden. Weitere Kontraindikationen sind ein Medikamentenübergebrauchs-kopfschmerz, Zustand nach Herzinfarkt oder Schlaganfall und Leber- oder Nierenerkrankungen. Da diese gesundheitlichen Probleme mit dem Lebensalter zunehmen, werden Triptane für Menschen über 65 Jahre nur noch eingeschränkt empfohlen. Auch Schwangerschaft und Stillzeit gelten als Kontraindikation.

Um erhöhte Risiken für die Einnahme von Triptanen auszuschließen, ist es sehr wichtig, vor der Anwendung eine eingehende ärztliche Untersuchung mit Blutdruckmessung und Elektrokardiogramm (EKG) durchführen zu lassen.

Drei Generationen von Triptanen werden heute angeboten und sie unterscheiden sich in ihrer Stärke, wie schnell die Wirkung einsetzt und darin, wie lange sie wirken. Wer eher kurze Migräneattacken hat, wird sich daher wahrscheinlich für ein Medikament entscheiden, das schnell wirkt und schnell wieder abgebaut wird, da es den Körper weniger lange belastet. Wer jedoch längere Migräneattacken hat, benötigt wahrscheinlich ein Triptan, welches länger im Körper bleibt und dadurch länger wirkt, da sonst die Kopfschmerzen zurückkommen könnten. Man nennt das **Wiederkehrkopfschmerz**. In diesem Fall wird in der Regel empfohlen, dass man noch eine zweite Tablette einnimmt, um die Kopfschmerzen endgültig zu beenden.[66] Für alle Triptane gilt jedoch, dass die Einnahme innerhalb von 24 h nur einmal wiederholt werden darf, dass also innerhalb von 24 h nur 2 Tabletten eingenommen werden können. Reicht das nicht aus, um die Attacke zu beenden, sollten auf keinen Fall weitere Tabletten eingenommen werden, aber es könnte beim nächsten Mal eventuell auf ein anderes Triptan zurückgegriffen werden. Denn obwohl die Triptane sich in der Art und Weise, wie sie gegen den Schmerz wirken nicht wesentlich unterscheiden, ist die Wirksamkeit der unterschiedlichen Triptane individuell variabel.[67] Bei der Auswahl des richtigen Triptans hilft ein sorgfältig geführter Kopfschmerzkalender und ein erfahrener Facharzt oder eine Fachärztin.

Zwei der insgesamt sieben verschiedenen Triptane sind in Deutschland seit 2006 auch rezeptfrei in der Apotheke zu erwerben. Es ist das **Naratriptan**, das z.B. unter dem Namen Formigran verkauft wird und das **Almotriptan**, das als Dolortriptan in den Apotheken erhältlich ist. Auch wenn diese Medikamente rezeptfrei verkauft werden, ist es wichtig, vor der Einnahme mit der Ärztin oder dem Arzt darüber zu sprechen. Er kann dann auch ein Rezept ausstellen. Denn mit einem Preis von ca. 2 - 10 €/pro 2er Packung entstehen hohe Kosten, die die Krankenkassen übernehmen, wenn ein Rezept vorliegt.

Sumatriptan war das erste Triptan auf dem Markt und ist noch heute der Standard, an dem sich alle neuen Triptane messen lassen müssen. Sumatriptan wirkt schnell und wird auch schnell im Körper wieder abgebaut. Es wird daher für die Menschen empfohlen, deren Migräneattacken nicht so lange andauern. Bei der Entwicklung der Triptane der zweiten und dritten Generation war das Ziel, Medikamente zu erhalten, die noch weniger Nebenwirkungen als Sumatriptan haben und vom Körper besser aufgenommen werden, sodass sie schneller und/oder zuverlässiger wirken. **Rizatriptan**, **Zolmitriptan** und **Eletriptan** sollen darüber hinaus auch gegen die Begleitsymptome der Migräne, wie Übelkeit, Lärm- und Lichtempfindlichkeit wirken.

Eine weitere Verbesserung der Wirkung, unabhängig vom Wirkstoff, konnte erzielt werden, indem man verschiedene Darreichungsformen wie Spritzen oder Nasensprays entwickelte. Ist man z. B. an einer besonders schnellen Wirkung interessiert, um Ausfallzeit im Beruf zu verhindern, dann stehen Einmalspritzen oder Injektoren zur Verfügung, die ähnlich funktionieren wie ein Insulin-Pen. Nach der Injektion unter die Haut setzt die Wirkung schon nach 10 Minuten ein.[68] Außerdem umgeht man damit den Magen, was besonders sinnvoll sein kann, wenn man unter Übelkeit und Erbrechen leidet.

Eine etwas schnellere Wirksamkeit und eine teilweise Umgehung des Magens erreicht man auch durch den Einsatz eines Nasensprays. Die Triptane Sumatriptan und Zolmitriptan sind als Nasenspray mit einer Dosierung von 10 mg die einzigen Triptane, die auch für Kinder ab 12 Jahren zugelassen sind.

In der Tabelle sind die heute verfügbaren Triptane gegenübergestellt. Die große Auswahl dieser spezifischen Migränemedikamente macht es möglich, auf individuelle Krankheitssymptome und Bedürfnisse einzugehen, was die Chance, ein passendes Medikament zu finden, verbessert.

Übersicht über die Eigenschaften der unterschiedlichen Triptane[69]

Schneller Wirkeintritt	Mittelschneller Wirkeintritt & länger anhaltende Wirkung	Langsamer Wirkeintritt & langanhaltende Wirkung
Sumatriptan Spritze	Sumatriptan Tablette	Naratriptan Tablette
Eletriptan Tablette	Zolmitriptan Tablette	Frovatriptan Tablette
Rizatriptan Tablette	Almotriptan Tablette	
Zolmitriptan Nasenspray		

Neu entwickelte spezifische Migränemedikamente – Gepante und Ditane

Die Entwicklung neuer Migränemedikamente ist noch lange nicht am Ende. Das Ziel dieser Entwicklung ist es, die Migränebehandlung besser verträglich zu machen und den Menschen zu helfen, denen mit Triptanen nicht geholfen werden kann. Dafür gibt es zwei wesentliche Gründe

- die Triptane sind unwirksam oder unverträglich
- die Triptane können auf Grund individueller Vorerkrankungen oder wegen des Alters nicht eingenommen werden.

Außerdem bleibt bei der Einnahme von Triptanen, selbst wenn sie wirksam sind, ein Wermutstropfen – der Medikamentenübergebrauchs-Kopfschmerz, kurz MÜK - der sich einstellen kann, wenn diese zu häufig innerhalb eines Monats eingenommen werden. Der MÜK wird später im Text noch genauer erklärt. Um diese Probleme zu adressieren, wurden zwei Gruppen von neuen Medikamenten entwickelt, die Gepante und die Ditane. Sie haben sich in placebokontrollierten Studien als wirksam erwiesen und sind seit 2022 auch in Deutschland zur Behandlung akuter Migräneattacken zugelassen sind.[70]

Will man ihre Wirkungsweise verstehen, muss man sich noch einmal den oben erwähnten Botenstoff CGRP und dessen Rolle während einer Migräneattacke vor Augen führen. Kurz und stark vereinfacht gesagt führt zu viel CGRP zum Kopfschmerz. Während Triptane die Freisetzung von CGRP aus den Nervenzellen hemmen, richten sich die Gepante auf den Rezeptor, also das Ziel des CGRP-Botenstoffs. Nur wenn CGRP an einen Rezeptor, zum Beispiel auf der Oberfläche der Blutgefäßzellen binden kann, kann es seine Wirkung entfalten. Ist dieser Rezeptor blockiert, kommt es nicht zu der oben beschriebenen Schmerzreaktion. Gepante greifen also in dieselbe Wirkungskette einer Migräneattacke ein wie Triptane, aber an anderer Stelle. Man bezeichnet sie als CGRP-Rezeptorantagonisten.

Gepante haben gegenüber den Triptanen eine interessante Besonderheit, denn es deutet sich an, dass sie sowohl als Akutmedikament als auch als vorbeugendes Medikament eingesetzt werden könnten.[71] Das liegt daran, dass bei regelmäßiger Einnahme von Gepanten kein Medikamentenübergebrauchskopfschmerz zu erwarten ist.

In den Vereinigten Staaten wurden **Ubrogepant** und **Rimegepant** Ende 2019 bzw. Anfang 2020 für die Akuttherapie der Migräne zugelassen. Die in den Studien ermittelten Nebenwirkungen waren sehr gering, bei etwa 2% der Proband*innen trat Übelkeit auf. Da Gepante nicht gefäßverengend wirken, soll es im Gegensatz zu den Triptanen bei kardiovaskulären Erkrankungen, die besonders in höherem Lebensalter relevant werden, wohl keine Einschränkungen geben.[72] Die ersten Gepante wurden in der EU 2022 bzw. 2023 zugelassen. Es handelt sich um Rimegepant, das sowohl für die Akutbehandlung als auch für die Prophylaxe von Migräne zugelassen ist, und unter dem Handelsnahmen Vydura von Pfizer hergestellt wird. Zum Zeitpunkt der Veröffentlichung dieses Buches können Ärzte und Ärztinnen in Deutschland Vydura jedoch nicht verschreiben, da es in Deutschland noch nicht verfügbar ist.

Weitere Gepante sind in der klinischen Erprobung und zeigen vielversprechende Ergebnisse. **Zavegepant** unterscheidet sich von den bereits zugelassenen vor allem dadurch, dass es als Nasenspray angewendet werden kann. Die Beobachtung, dass Gepante keinen Medikamentenübergebrauchskopfschmerz verursachen, scheint sich zu bestätigen. Im Gegenteil sieht es danach aus, als würde sich die Anzahl der Attacken reduzieren, je öfter man ein Gepant einnimmt.[73] Kontraindikationen für Gepante sind starke Nieren- und Leberfunktionsstörungen. Auch die Einnahme von starken CYP2A4-Hemmern (z.B. bestimmte Antidepressiva, manche Antibiotika oder HIV-Medikamente) sollte nicht mit Gepanten kombiniert werden. Die in den Studien am häufigsten beobachteten Nebenwirkungen waren Schwindel, Übelkeit und Harnwegsinfekte.

Ein weiteres Akutmedikament ist das **Lasmiditan**. Es gehört zur Gruppe der Ditane und wirkt ähnlich wie Triptane, indem es die Ausschüttung von CGRP hemmt. Während Triptane aber an zwei verschiedene Serotoninrezeptoren (5 HT_{1F} und $5HT_{1D}$) binden, treten die Ditane nur mit dem $5HT_{1F}$ Rezeptor in Wechselwirkung. Dadurch haben sie keine Auswirkungen auf die anderen Blutgefäße und sollen im Gegensatz zu Triptanen auch von Patient*innen mit Durchblutungsstörungen des Herzens, des Körpers oder des Kopfes eingesetzt werden können. Daher waren Patient*innen mit solchen Erkrankungen auch in die Zulassungsstudien eingeschlossen. Es gab nur wenige unerwünschte kardiovaskuläre Ereignisse in diesen Studien. Am häufigsten wurden Herzklopfen, erhöhte Herzfrequenz oder Tachykardie beobachtet.[74]

Da Lasmiditan im Gegensatz zu den vorangegangenen Wirkstoffen die Blut-Hirnschranke passieren kann, können Nebenwirkungen wie Müdigkeit, Sensibilitätsstörungen, Benommenheit bzw. Schläfrigkeit und Schwindel auftreten. Aus diesem Grund dürfen Patient*innen nach Einnahme von Lasmiditan für 8 Stunden keine Fahrzeuge führen oder Maschinen bedienen.[75] Kontraindikationen für die Einnahme von Lasmiditan sind schwere Leberfunktionsstörungen, Schwangerschaft und Stillzeit. Erhöhte Vorsicht ist geboten, wenn gleichzeitig andere Medikamente eingenommen werden, die auf den Serotoninhaushalt wirken (z.B. trizyklische Antidepressiva, Monoaminoxidase (MAO) Hemmer, Serotoninwiederaufnahme Hemmer). In diesem Fall kann es zu einem Serotoninsyndrom kommen.

Medizinischer Cannabis zur Behandlung von Schmerz und Migräne?

Ziel dieses Buches ist es, die wissenschaftlich belegten Fakten zur Migräne und ihrer Behandlung vorzustellen. Obwohl es zur Wirksamkeit von Cannabis bisher keine wissenschaftlich validierten Daten gibt, soll dieses Thema hier aufgegriffen werden, da es in Migräneforen und Gruppen regelmäßig diskutiert wird.

Die Einstufung von Cannabis als Droge und das Verbot von Besitz und Verkauf in Deutschland und anderen Ländern hat wissenschaftliche Studien zur Wirkung von Cannabis gegen Migräne lange verhindert. Die zunehmende Legalisierung, besonders zu medizinischen Zwecken, macht nun den Weg frei, klinische Studien zur Wirksamkeit durchzuführen. Bestimmte Zusammenhänge und Beobachtungen rechtfertigen diese Untersuchungen. Die Studien zur Wirksamkeit von Cannabis sind jedoch erst am Anfang und noch gibt es keine validierten

Medikamente auf dieser Basis. Solange das so ist, raten Fachleute von Selbststudien ab und verweisen auf die Medikamente, deren Wirksamkeit untersucht und belegt wurde.

Bereits viele tausend Jahre vor Christus wurde Cannabis als pflanzliche Medizin verwendet und in Europa und Nordamerika war es zwischen 1843 und 1943 eine wichtige Stütze zur akuten und prophylaktischen Migränebehandlung. Zwei Hauptbestandteile der Cannabispflanze sind dafür maßgeblich: das Tetrahydrocannabinol (THC) und das Cannabidiol (CBD).

THC besitzt schmerzstillende Effekte, hat jedoch auch viele unerwünschte Nebenwirkungen. Insbesondere die psychoaktive Wirkung, die Menschen bei der Verwendung von Cannabis als Droge suchen, ist im medizinischen Zusammenhang unerwünscht. Wer sich von den einschränkenden Symptomen einer Migräneattacke befreien möchte, um seinen Alltag zu meistern, sucht nicht nach der benebelnden Wirkung einer Droge. Die Forschung untersucht daher zurzeit, ob eine Verwendung von niedrigen Konzentrationen von THC einen schmerzstillenden Effekt ermöglichen könnte, ohne die psychoaktive Wirkung zu erzeugen.[76]

CBD wird eine leicht schmerzstillende Wirkung nachgesagt, es könnte allerdings auch über andere Mechanismen für Migräne hilfreich sein, da es antientzündlich und angstlösend wirkt und darüber hinaus in den Serotoninkreislauf eingreift. Frei verkäufliche CBD-Öle sind von unterschiedlichster Qualität und besitzen keinen Arzneimittelstandard. Ihre Wirksamkeit ist bisher nicht wissenschaftlich belegt. Studien, die sich mit der Wirksamkeit von CBD bei Epilepsie oder Angstzuständen beschäftigt haben, verwenden zudem deutlich höhere Konzentrationen. In solchen Fällen gab es jedoch Hinweise auf mögliche Nebenwirkungen in der Leber. Die Beeinträchtigung der Leberfunktion ist ein hohes Risiko, da es dadurch zusätzlich zu Wechselwirkungen mit anderen Medikamenten kommen kann.[77] Es ist also auch hier Vorsicht geboten und ein wenig Geduld, bis seriöse Studien die Frage nach dem Nutzen von Cannabis und seinen Bestandteilen THC und CBD einordnen können.

Einnahme von Migränemedikamenten

Den richtigen Zeitpunkt nicht verpassen

Viele Menschen mit Kopfschmerzen zögern den Moment der Medikamenteneinnahme hinaus und versuchen zu erkunden, ob die Beschwerden nun wirklich eine Migräne sind oder ob es ein Kopfschmerz ist, der möglicherweise nicht so schlimm wird und von allein wieder verschwindet. Es ist verständlich, dass man zögert und abwartet, um seinen Körper nicht unnötig mit Medikamenten zu belasten, insbesondere weil Migräne eine wiederkehrende Krankheit ist. Aber gerade, weil Migräneattacken immer wiederkehren, kennen Migränepatient*innen ihren Körper und den Verlauf der Attacke recht gut und spüren oft schon die ersten Symptome der Ankündigungsphase wie Gereiztheit, Hyperaktivität, Heißhunger auf Süßigkeiten oder häufiges Gähnen, die bis zu 72 Stunden vor der Attacke einsetzen können (siehe Kapitel *Migräne verstehen*). Wann immer möglich, sollte man sich dann zusätzliche **Erholung und Ruhe** gönnen. Auch die Abschirmung gegen Lärm und Licht ist sinnvoll. Wenn man regelmäßig ein Entspannungsverfahren nutzt, kann es in dieser Situation ebenfalls hilfreich sein.

Bei der Frage nach dem richtigen Zeitpunkt der Einnahme eines Medikaments gilt es, sich den Satz von Prof. Göbel vor Augen zu halten:

„*Schmerz auszuhalten ist keine Tugend.*"

Anhaltender Schmerz führt zu einem Schmerzgedächtnis, das wiederum zu mehr und länger andauerndem Schmerz führt (sieh auch

Kapitel *Migräne verstehen*).[78] Darüber hinaus ist die Wirksamkeit der Migränemedikamente besser, wenn sie früh während einer Attacke eingenommen werden. Das erhöht die Chance, dass nicht noch eine zweite Dosis gebraucht wird. Dadurch ist am Ende die Gesamtmenge der eingenommenen Medikamente geringer, wenn man frühzeitig eingreift.[79]

Wann ist nun der richtige Zeitpunkt? Expert*innen empfehlen hierzu verschiedene Entscheidungshilfen, die **Triptanschwelle**, den **Schütteltest,** oder den **Hüpftest**.

Die Schmerzklinik Kiel hat einen Fragebogen entwickelt, mit dessen Hilfe man die sogenannte Triptanschwelle bestimmen kann, d. h. den Moment, an dem die Einnahme eines Triptans sinnvoll ist.[80] In diesem Fragebogen werden wichtige Punkte abgefragt, die zu einer Migräne gehören und je nach Antwort werden Punkte vergeben. Bei 5 Punkten ist die Triptanschwelle erreicht. Wenn man also z. B. einen einseitigen, pulsierenden Kopfschmerz hat und darüber hinaus empfindlich auf Lichtreize reagiert, hat man bereits 5 Punkte erreicht, und die Einnahme eines Triptans wird empfohlen. Auch die Migräne-App, die von der Schmerzklinik Kiel und der Techniker Krankenkasse entwickelt wurde und von jedem kostenfrei auf das Handy geladen werden kann, bietet den Test zur Triptanschwelle an.[81]

Eine weitere Möglichkeit, den beginnenden Kopfschmerz als Migräne zu erkennen, ist der sogenannte **Schütteltest**.[82] Es wird empfohlen, in diesem Fall den Kopf ein paar Mal zu schütteln, wie bei einem „Nein, Nein". Hat man danach das Gefühl, dass das Gehirn „nachschwingt", ist es wahrscheinlich eine Migräneattacke.

Alternativ ist es auch möglich, einen Augenblick auf der Stelle zu Hüpfen und zu beobachten, ob sich der Kopfschmerz bei dieser körperlichen Aktivität verstärkt. Kommt es bei diesem **Hüpftest** zu einer Zunahme des Kopfschmerzes, handelt es sich wahrscheinlich um Migräne, und die Einnahme von Triptan könnte sinnvoll ein.[83]

Zwei Dinge sind vor der Einnahme jedoch zu beachten. Erstens gilt, dass im Fall der Migräne mit Aura zunächst das Abklingen der Aura unbedingt abgewartet werden muss, bevor man ein Triptan einnimmt. Grundlage dieser Empfehlung ist, dass Triptane eine leichte Verengung der Blutgefäße im Gehirn bewirken können. Da man früher annahm, dass auch die Aura durch verengte Blutgefäße im Gehirn hervorgerufen wird, sollte damit das Schlaganfallrisiko unterbunden werden. Auch wenn heute davon ausgegangen wird, dass die Aura durch elektrische Fehlfunktionen im Gehirn ausgelöst wird, ist diese Empfehlung erhalten geblieben, um jegliches Risiko eines Schlaganfalls zu minimieren. Außerdem wirken Triptane während der Auraphase nicht.[84]

Zweitens ist es empfehlenswert, im Falle von Übelkeit und Erbrechen zunächst das Medikament gegen diese Symptome einzunehmen und etwa 15 Minuten zu warten. Erst nach dieser Zeit sollte dann das Schmerzmittel/Triptan genommen werden, da es dadurch schneller und besser wirken kann. Bei Übelkeit und Erbrechen ist es außerdem sinnvoll, eine geeignete Darreichungsform auszuwählen. Spritzen oder Nasensprays sind, wie oben beschrieben, in diesem Fall möglicherweise besser geeignet.

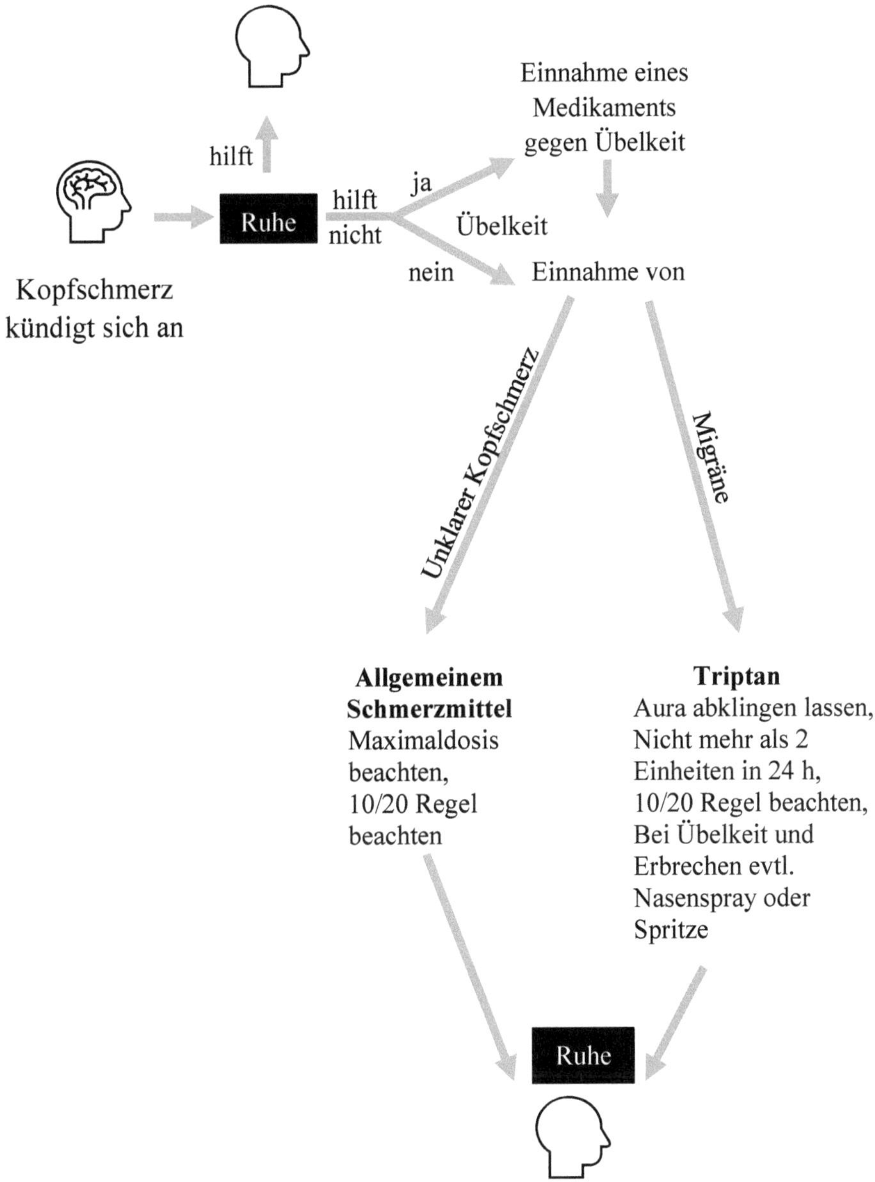

Kopfschmerzen mit Medikamenten behandeln

Der Kopfschmerzkalender und die 10/20 Regel

Nimmt man regelmäßig und oft, über einen längeren Zeitraum Schmerzmittel ein, kann es zu einem **Medikamentenübergebrauchskopfschmerz** (MÜK) kommen. Das bedeutet, dass die Kopfschmerzattacken stärker, häufiger und länger werden, die Wirkung der Akutmedikamente nachlässt und dass vorbeugende Medikamente nicht mehr wirken.[85] Ein Teufelskreis beginnt, da mit jeder eingenommenen Tablette die Kopfschmerzen auf Dauer schlimmer werden. Der MÜK kann sowohl durch Triptane als auch durch allgemeine Schmerzmittel entstehen. Bei den allgemeinen Schmerzmitteln sind vor allem die sogenannten Kombinationspräparate problematisch, bei denen z.B. Acetylsalicylsäure, Paracetamol und Koffein miteinander kombiniert werden. Für die Einnahme dieser Medikamente ist daher unbedingt die **10/20 Regel** zu beachten, d.h. über einen Zeitraum von 30 Tagen an weniger als 10 Tagen Schmerzmittel einzunehmen und an mindestens 20 Tagen keine schmerzstillenden Arzneistoffe zu nutzen. Wird diese Regel beachtet, ist das Risiko eines MÜK reduziert. Etwas weniger kritisch sind die einfachen Schmerzmittel, die nur aus einem Wirkstoff bestehen, hier liegt die Grenze bei weniger als 15 Tagen pro Monat, um einem MÜK vorzubeugen. Allerdings können diese Medikamente bei häufiger Einnahme auch andere schädliche Wirkungen entfalten und sich z. B. negativ auf die Magenschleimhaut oder auf andere Organe auswirken.

Bei der Anwendung der 10/20 Regel sind zwei wichtige Aspekte zu beachten. Je häufiger diese Grenze missachtet wird, desto größer ist das Risiko eines MÜK. Wer einmal in einen Ausnahmemonat mit mehr als 10 Kopfschmerztagen an mehr als 10 Tagen Triptane einnimmt, in den Monaten davor oder danach aber deutlich unter dieser Grenze bleibt, hat ein deutlich geringeres Risiko für einen MÜK, als jemand, der an mehreren aufeinanderfolgenden Monaten die 10/20 Regel überschreitet. Zum anderen ist es wichtig, dass es hierbei um **10 Tage** geht und nicht um **10 Tabletten**. Wenn man also, wegen eines Wiederkehrkopfschmerzes, innerhalb von 24 Stunden zwei Tabletten einnimmt, dann ist das als ein Behandlungstag zu rechnen.[86] Das bedeutet, dass es besser sein kann, die Kopfschmerzattacke innerhalb eines Tages konsequent mit ausreichend Medikamenten (nie mehr als 2 Triptane pro Tag) zu behandeln, als sie durch zu zögerliche Einnahme von Schmerzmitteln über mehrere Tage zu schleppen.

Aus diesen Zusammenhängen ergibt sich, dass es sehr wichtig ist, die Verwendung von Schmerzmitteln im Auge zu behalten, was am besten dadurch gelingt, dass man es aufschreibt. Hierfür gibt es **Kopfschmerzkalender** (Kopfschmerztagebuch) in unterschiedlichen Formaten. Vom einfachen Zettel, den Fachärzt*innen für ihre Patient*innen bereit halten, über gedruckte Kalender, bis hin zu verschiedenen Apps, wie z.B. die App der Techniker Krankenkasse.[87] Je besser der Kalender in den Alltag passt, desto vollständiger und zuverlässiger kann er geführt werden. Im besten Fall ist es möglich, auch während einer Migräneattacke noch kurz ein kleines Kreuz oder einen Vermerk in den Kalender zu machen, damit nichts unter den Tisch fällt. So kann die Häufigkeit der Migräne, die Einnahme der Medikamente und das Muster der Einnahme gut verfolgt werden. Ein zuverlässig geführter Kopfschmerzkalender ist ein wichtiger Schritt zur Vermeidung des Medikamentenübergebrauchskopfschmerzes. Der Kalender ist darüber hinaus eine wichtige Grundlage für das Gespräch mit dem Arzt.

Warum die Behandlung manchmal nicht wirkt

Sollte die medikamentöse Behandlung einer Kopfschmerzattacke nicht wirken, hat das neben dem anhaltenden Schmerz auch psychologische Folgen, denn man fühlt sich machtlos dem Schmerz ausgeliefert und verliert schnell die Hoffnung, auch für die Behandlung zukünftiger Attacken.

Es gibt jedoch verschiedene, ganz praktische Gründe, die dazu führen können, dass ein Medikament in diesem Moment nicht wirkt: [88]

- **Zu späte Einnahme des Medikaments**. Je weiter die Attacke fortgeschritten ist, desto schlechter wirkt das Medikament.
- **Zu geringe Dosis**. Die richtige Dosis sollte mit dem behandelnden Arzt oder der Ärztin festgelegt werden. Zu wenig ist genauso problematisch wie zu viel.
- **Falsche Diagnose**. Wenn es sich bei den Kopfschmerzen nicht um Migräne handelt, sondern z.B. um Spannungskopfschmerzen, können Triptane nicht helfen.
- **Falsche Darreichungsform**. Da bei Migräne die Magen/Darmtätigkeit stark eingeschränkt ist, kann es sein, dass die Medikamente nicht ausreichend im Körper aufgenommen werden. Tabletten sollten mit viel Flüssigkeit und wenn nötig mit einem Medikament gegen Übelkeit eingenommen werden. Außerdem ist es möglich, bei Triptanen durch die Verwendung von Spritzen oder Nasenspray den Magen teilweise zu umgehen.
- **Nicht Beachtung der Wartezeiten**. Damit ein Magenmittel helfen kann, ist es wichtig, nach der Einnahme 15 Minuten abzuwarten, bis man das zweite Medikament nimmt.
- **Das ausgewählte Triptan wirkt nicht**, aber möglicherweise kann ein anderes Triptan helfen. Ein **Triptanwechsel** oder eine **Kombinationstherapie**, bei der z.B. Triptane mit einem allgemeinen Schmerzmittel vom Typ nichtsteroidale Antirheumatika wie Naproxen oder Ibuprofen kombiniert werden, könnte dann zum Erfolg führen. [89]
- **Zu häufige Einnahme von Triptanen und Schmerzmitteln**. Das kann wie oben beschrieben zu **Medikamentenüber-**

gebrauchskopfschmerzen führen, wodurch die Wirksamkeit der Medikamente auf Dauer reduziert wird.

Grundsätzlich kann man sagen, dass die Chancen ein passendes Triptan zu finden, mittlerweile gut sind. Der Weg dahin kann manchmal etwas länger dauern. Vielleicht kann auch eine Kombination mit weiteren Medikamenten zum Erfolg führen. Patient*innen sollten nicht zu schnell aufgeben und sich von erfahrenen Spezialist*innen helfen lassen. In diesem Sinne lohnt es sich, die Hoffnung nicht zu verlieren.

Wenn die Migräneattacke nicht aufhört – Was tun beim Status migraenosus?

Dauert eine Migräneattacke länger als drei Tage, spricht man von einem Status migraenosus. Wichtig ist es, in einem solchen Fall nicht weiter auf Triptane oder andere Schmerzmittel zu setzen, denn diese wirken mit jedem Tag nur weniger und kürzer. Auch wenn es schwer hinzunehmen ist, verlängert in dieser Situation eine weitere Einnahme von Triptanen die Attacke eher, anstatt sie zu verkürzen. Aller Wahrscheinlichkeit nach haben diese Mittel bereits in den vorangegangen drei Tagen auch nicht geholfen. Wer hier mit Triptanen und Schmerzmitteln weiter macht, läuft Gefahr in einen Medikamentenübergebrauchskopfschmerz (MÜK) zu rutschen.

Beim Status migraenosus ist es wichtig, sich ärztliche Hilfe zu holen. Dies sollte im besten Fall stationär im Krankenhaus erfolgen. In manchen Fällen ist die Behandlung auch ambulant möglich. Eine Möglichkeit ist es, der Attacke durch verstärkte Behandlung der Entzündungsreaktion ein Ende zu setzen. Hierfür werden bestimmte Schmerzmittel oder Kortison-Präparate eingesetzt. In Notfallsituationen können diese Medikamente dann in der Klinik intravenös verabreicht werden.

Die Schmerzklinik Kiel empfiehlt bei einem Migränestatus eher auf Medikamente gegen Übelkeit oder auf andere beruhigende

Medikamente zu setzen und damit das natürliche Ende der Attacke abzuwarten. Mit Hilfe dieser Wirkstoffe soll es dem oder der Betroffenen möglich gemacht werden, sich von dem Schmerz zu distanzieren und die Migräneattacke an sich vorüber ziehen zu lassen, ohne weitere Schmerzmittel einzunehmen.[90]

Der Status migraenosus ist eine Migränekomplikation und ein deutliches Signal dafür, dass das bestehende Behandlungskonzept gemeinsam mit der behandelnden Ärztin oder dem Arzt hinterfragt werden muss. Vielleicht ist eine andere Prophylaxe (s.u.) oder weitere nicht-medikamentöse Behandlungsmaßnahmen nötig. Auch die Anpassung der Akutmedikation kann sinnvoll sein.

Migräneattacken vorbeugend behandeln - Medikamentöse Prophylaxe

In manchen Fällen stehen Patient*innen keine wirksamen Medikamente zur effektiven Behandlung der akuten Migräneattacken zur Verfügung. Ursachen hierfür können Unverträglichkeiten gegenüber den Wirkstoffen sein, dass die Medikamente einfach nicht wirken oder dass klare Kontraindikationen vorliegen (z.B. koronare Herzerkrankungen). Wer regelmäßig mehrere Migräneattacken im Monat hat und diese nicht gut behandeln kann, spürt einen starken Leidensdruck. Auch Menschen, die zwar die einzelne Attacke gut behandeln können, aber so häufig Migräneattacken haben, dass ihr Leben dadurch stark beeinträchtigt wird, können diesen Leidensdruck verspüren. In diesem Fall ist es hilfreich zu versuchen, mit einer *vorbeugenden* Strategie, die Migränehäufigkeit einzudämmen. Hierzu stehen nicht-medikamentöse und medikamentöse Möglichkeiten zur Verfügung. Expert*innen raten, die nicht-medikamentösen Strategien erst einmal den medikamentösen vorangehen zu lassen, da diese in der Regel frei von Nebenwirkungen und daher fast uneingeschränkt zu empfehlen sind. In Studien konnte gezeigt werden, dass die Wirkung nicht-medikamentöser Maßnahmen mit der Wirkung medikamentöser Behandlungen vergleichbar sein kann. Da bei einer medikamentösen Prophylaxe immer auch das Risiko von Nebenwirkungen besteht, erfordert die Entscheidung zu einer medikamentösen Prophylaxe eine eingehende Beratung mit dem behandelnden Arzt oder der Ärztin.

Bei der Abwägung sollte berücksichtigt werden, dass eine Prophylaxe bereits als erfolgreich gilt, wenn sie die Attacken-Zahl um 50 % reduziert. Wenn man also 6 Migränetage im Monat hat, führt eine erfolgreiche Prophylaxe möglicherweise zu 3 Attacken im Monat. Anhand von zwei Beispielen soll gezeigt werden, dass die Entscheidung für oder gegen eine medikamentöse Prophylaxe im Einzelfall ganz unterschiedlich ausfallen kann. Im ersten Fall kann eine Migränepatientin ihre Attacken erfolgreich mit Triptanen behandeln. Sie nimmt daher 6-mal im Monat Triptane und benötigt keine weiteren Medikamente. Sie wird sich möglicherweise gegen eine medikamentöse Prophylaxe entscheiden, denn dann würde sie täglich ein vorbeugendes Medikament einnehmen müssen, das eventuell zu regelmäßigen Nebenwirkungen führt.[91] Stattdessen würde sie sich vielleicht für nicht-medikamentöse Maßnahmen entscheiden. Im zweiten Beispiel hat die Patientin sehr belastende Attacken, die mit Triptanen nicht optimal behandelt werden können. Sie ist daher auf dem Weg zu mehr als 6 Attacken im Monat und fürchtet, in einen Medikamentenübergebrauch zu gelangen. Der ärztliche Rat wäre auch in diesem Fall, nicht-medikamentöse vorbeugende Maßnahmen zu ergreifen, hier wäre allerdings die Bereitschaft für eine zusätzliche medikamentöse Prophylaxe vermutlich höher.

Wenn Patient*innen eine Kopfschmerzhäufigkeit von 7 oder mehr Tagen im Monat haben, werden erfahrene Ärzt*innen beim Durchsehen des Kopfschmerzkalenders das Thema Prophylaxe sicher ansprechen. Sie werden erklären, dass eine medikamentöse Prophylaxe möglich ist, jedoch immer von Maßnahmen der nicht-medikamentösen Prophylaxe begleitet werden sollte, um die Wirksamkeit deutlich zu verbessern.

Auch wenn es nicht möglich ist, Migräne zu heilen, können vorbeugende Maßnahmen im Idealfall die Attacken-Häufigkeit reduzieren und dazu führen, dass die Attacken kürzer und/oder schwächer werden. Zu hoffen, dass die Migräne ganz verschwindet, bedeutet eine Wunderheilung zu erwarten. In diesem Fall ist die Enttäuschung vorprogrammiert.

Drei Ziele gelten für die Anwendung einer medikamentösen Prophylaxe[92]:

Effektivität

Wenn die Migräneattacken-Zahl um mindestens die Hälfte reduziert wird (bei chronischer Migräne 30 %), gilt die Behandlung als wirksam. Bei fast allen prophylaktischen Medikamenten ist der Eintritt der Wirksamkeit verzögert, d.h. diese Medikamente sollten mindestens über 8 - 12 Wochen eingenommen werden, bevor eine Beurteilung erfolgt. Um den vollen Effekt zu erhalten wird eine Einnahme über 6 - 9 Monate empfohlen. Eine Ausnahme sind die Antikörper und Gepante, bei denen oft schon in den ersten Wochen ein Effekt zu erwarten ist.

Verträglichkeit

Die Medikamente, die zur Prophylaxe eingesetzt werden, müssen meistens langsam aufdosiert oder „eingeschlichen“ werden, bis die wirksame Dosis erreicht ist. Dadurch können mögliche Nebenwirkungen reduziert werden. Treten dennoch Nebenwirkungen auf, gilt es diese gegen den möglichen Nutzen abzuwägen.

Unbedenklichkeit bei Langzeiteinnahme

Da Migräne eine Erkrankung ist, die zu keiner Schädigung der inneren Organe führt, ist eine solche Langzeitnebenwirkung bei prophylaktisch eingenommenen Medikamenten nicht akzeptabel und die Einnahme von Medikamenten, die zu solchen Schäden führen können, nur nach Ausschluss aller Alternativen zu erwägen.

Die Auswahl und der Umgang mit medikamentöser Prophylaxe ist komplex und erfordert die Hilfe eines Arztes oder einer Ärztin. Diese*r wird sich zunächst ein detailliertes Bild über den allgemeinen Gesundheitszustand der Patientin oder des Patienten machen, um mögliche Begleiterkrankungen und Kontraindikationen bei der Auswahl zu berücksichtigen. Weiterhin werden die jeweiligen möglichen Nebenwirkungen besprochen. Jeder oder jede muss für sich entscheiden, ob Begleiterscheinungen wie z.B. Gewichtszunahme oder Gewichtsabnahme, Schwindel oder Müdigkeit akzeptabel sind. Insbesondere bei Anwendung einer Migräneprophylaxe ist es wichtig, einen Kopfschmerzkalender zu führen, um genau sehen zu könne, ob die gewünschte Wirksamkeit eingetreten ist.

In den nächsten Abschnitten wird kurz auf die gebräuchlichsten Medikamente eingegangen, die sich in placebokontrollierten Studien als wirksam erwiesen haben. Grob kann man die prophylaktischen Medikamente in zwei Gruppen einteilen:

1. Wirkstoffe, die speziell für die vorbeugende Migränebehandlung entwickelt wurden und daher weniger Nebenwirkungen zeigen.
2. Wirkstoffe, die für andere Krankheiten entwickelt wurden, sich dann aber auch als wirksam zur vorbeugenden Behandlung von Migräne erwiesen haben.

Zur ersten Gruppe gehören die seit einigen Jahren verfügbaren CGRP-(Rezeptor)-Antikörper, auf die hier ausführlich eingegangen werden soll.[93] Eine weitere Wirkstoffklasse sind die Gepante (Rimegepant und Atogepant), die ebenfalls in den CGRP-Kreislauf eingreifen. Generell sind die speziellen Migränemedikamente für die Prophylaxe bisher sehr hochpreisig, was dazu führt, dass die von den Krankenkassen gesetzten Hürden für eine ärztliche Verschreibung hoch sind (s.u.) und die Wirkung engmaschig kontrolliert wird.

Die zweite Gruppe der prophylaktischen Medikamente, zu der Betablocker, Antidepressiva und Antiepileptika gehören, ist deutlich kostengünstiger, da sie schon seit Jahrzehnten für diese Erkrankungen eingesetzt und produziert werden. Aus diesem Grund gibt es umfangreiche Erfahrungen hinsichtlich der Langzeitverträglichkeit. Allerdings üben diese Medikamente natürlich, auch wenn sie von Migränepatient*innen verwendet werden, ihre eigentliche Wirkung aus. Ein Betablocker z. B. führt zur Senkung des Blutdrucks, auch wenn er zur Migräneprophylaxe eingenommen wird. Vorsichtiges Einschleichen kann vielfach die Nebenwirkungen verringern, aber im Einzelfall können die Nebenwirkungen auch zu einem Behandlungsabbruch führen, oder dazu, dass diese Medikamente grundsätzlich ausgeschlossen werden. Liegen neben der Migräne jedoch noch weitere Erkrankungen vor, können diese Präparate in ihrer doppelten Wirkung möglicherweise sinnvoll sein.

Bei der folgenden Vorstellung handelt es sich nicht um Empfehlungen sondern um Informationen für die Vorbereitung auf das Gespräch mit dem Facharzt oder der Fachärztin. Die Nennung der Nebenwirkungen und der Kontraindikationen sind lediglich exemplarisch und beanspruchen keine Vollständigkeit. Alle zur Migräneprophylaxe eingesetzten Medikamente (mit Ausnahme der Nahrungsergänzungsmittel) sind rezeptpflichtig und müssen von einem Facharzt oder einer Fachärztin verordnet werden.

CGRP-Antikörper zur Prophylaxe bei episodischer und chronischer Migräne

Seit 2018 gibt es eine neue Art von Medikamenten, die zugelassen sind, um vorbeugend die Häufigkeit und Schwere von Migräneattacken zu adressieren. Es handelt sich um Antikörper, die gezielt entwickelt wurden, um in das Ungleichgewicht der Nervenbotenstoffe einzugreifen, das zu einer Migräneattacke führt. Wie bereits oben erwähnt, spielt der Botenstoff CGRP während einer Migräneattacke eine wichtige Rolle. In dieser Phase ist der CGRP-Spiegel im Blut erhöht, im Falle der chronischen Migräne sogar zwischen den Attacken.[94] Auch Triptane, Gepante und Ditane beeinflussen in der Akutbehandlung die Freisetzung bzw. die Wirkung von CGRP.

Die neu entwickelten, spezifischen Antikörper lassen sich in zwei Gruppen unterteilen, solche, die das Zielmolekül des Botenstoffes, den CGRP-Rezeptor, blockieren und so die Reaktion unterdrücken und solche, die an den Botenstoff selbst binden und ihn dadurch unwirksam machen.

Drei verschiedene Antikörper wurden in Deutschland zwischen November 2018 und April 2019 zur Vorbeugung bei chronischer und episodischer Migräne bei Erwachsenen zugelassen. Der CGRP-Rezeptor Antikörper **Erenumab** (Handelsname Aimovig), und die CGRP-bindenden Antikörper **Fremanezumab** (Handelsname Ajovy) und **Galcanezumab** (Handelsname Emgality). Sie werden in einer monatlichen Dosis, d.h. alle 28 Tage, von den Patient*innen selbst unter die Haut gespritzt. Im Falle von Fremanezumab gibt es auch eine dreimonatliche Dosis, die angewendet werden kann. Das Spritzen unter die Haut erfolgt mit einem Einmalpen, der ähnlich aufgebaut ist wie der Insulin-Pen für Diabetiker. Für Fremanezumab ist auch eine Fertigspritze erhältlich. Hinsichtlich ihrer Wirksamkeit und Verträglichkeit sind bisher zwischen den drei Antikörpern keine nennenswerten Unterschiede zu erkennen.[95]

Die Zulassungsstudien konnten zeigen, dass ungefähr jeder dritte Betroffene, der bis dahin nicht oder nur unzureichend prophylaktisch behandelt werden konnte, durch die Verwendung der Antikörper eine deutliche Verbesserung der Häufigkeit und Schwere der

Migräneattacken erfuhr.[96] Im Gegensatz zu den oral eingenommenen prophylaktischen Medikamenten konnte im Falle der episodischen Migräne mit den Antikörpern häufig schon eine Wirksamkeit (Reduktion der Migränetage um mindestens 50 %) nach 4 Wochen beobachtet werden, spätestens jedoch innerhalb von 3 Monaten. Liegt eine chronische Migräne als Grunderkrankung vor, kann es sein, dass erst nach 5-6 Monaten eine Verbesserung eintritt.[97]

Nach dem heutigen Wissensstand ist die Verträglichkeit der Antikörper sehr gut. Es können leichte oder mittelschwere Nebenwirkungen wie Verstopfung, Muskelkrämpfe, allgemeine oder allergische Hautreaktionen wie Ausschlag oder Juckreiz und Reaktionen bzw. Schwellungen an der Einstichstelle auftreten. Menschen mit chronischen Erkrankungen, wie z.B. koronarer Herzerkrankung, COPD, entzündliche Darmerkrankungen sowie Schwangere oder stillende Mütter sind bisher von der Behandlung ausgenommen, da es keine Daten zu möglichen Nebenwirkungen in diesen Fällen gibt. Da es sich bei den Antikörpern um eine sehr neue Medikamentenklasse handelt, sind bisher jedoch nur wenige Daten zu möglichen Nebenwirkungen bei Verwendung über einen langen Zeitraum bekannt. Diese Beobachtungen deuten an, dass die Langzeitnebenwirkungen akzeptabel sind.[98] Wissenschaftler weisen jedoch darauf hin, dass CGRP auch im Magen/Darmbereich des Körpers eine wichtige Rolle spielt und hier besonders für den Schutz der Magen- bzw. Darmschleimhäute wichtig ist. Menschen mit Reizdarmsyndrom oder anderen Darmerkrankungen sollten das bei der Verwendung der Antikörper mit dem Arzt besprechen.

Da CGRP-Antikörper sehr teuer sind, ist eine Kostenübernahme durch die Krankenkassen nicht selbstverständlich, da ein erhöhter Zusatznutzen im Vergleich zu herkömmlichen Prophylaktika nicht grundsätzlich gegeben ist. Eine neue Vergleichsstudie aus dem Jahr 2022 hat jedoch Bewegung in die Diskussion um die Erstattungsfähigkeit der Antikörpertherapie gebracht.[99] In dieser

Studie, mit über 700 Teilnehmer*innen, wurde die Wirksamkeit und Verträglichkeit des Antikörpers Erenumab mit dem Antiepileptikum Topiramat direkt verglichen. Erenumab zeigte sich in beiden Punkten dem Topiramat überlegen.

Diese Untersuchung hat dazu geführt, dass eine Erenumab-Therapie seit April 2022 von den Krankenkassen für Patient*innen ab 18 Jahren übernommen wird, wenn

- diese mindestens 4 Migränetage pro Monat haben und die Therapie mit mindestens einer anderen Migräneprophylaxe (Metoprolol, Propranolol, Flunarizin, Topiramat, Amitriptylin oder Onabotulinumtoxin A) erfolglos war oder diese nicht vertragen wurde

oder

- diese mindestens 4 Migränetage pro Monat haben und keiner der genannten Wirkstoffe zur Migräneprophylaxe geeignet ist. Die Nichteignung ist zu dokumentieren.

Für Fremanezumab und Galcanezumab übernehmen die Krankenkassen bislang nur dann die Kosten, wenn die folgenden Kriterien erfüllt sind

- Patient*in sollte älter als 18 Jahre sein
- Migränehäufigkeit mind. 4 Tage im Monat
- Initiierung der Behandlung von Ärzten, die mit der Diagnose und Behandlung von Migräne Erfahrung haben
- Unwirksamkeit bzw. Unverträglichkeit von Metoprolol, Propranolol, Amitriptylin, Topiramat, Flunarizin sowie zusätzlich OnabotulinumtoxinA bei chronischer Migräne oder die Substanzen sind bei den Patient*innen kontraindiziert.

Insbesondere der letzte Punkt bedeutet, dass Patient*innen zunächst zahlreiche, bisher verfügbare prophylaktische Medikamente getestet haben sollten, sofern keine gesundheitlichen Gegenanzeigen bestehen, bevor die Krankenkassen die Kosten für die Nutzung einer Antikörperprophylaxe mit Fremanezumab oder Galcanezumab übernehmen. Das erschwert auch einen Wechsel in der Antikörper-prophylaxe, sollte z.B. Erenumab nicht die gewünschte Wirksamkeit zeigen.

Auch Antikörper sind keine Wundermittel und die Antikörpertherapie entspricht in ihrer durchschnittlichen Wirksamkeit den oben genannten Medikamenten. Allerdings ist eine Einnahmehäufigkeit von einmal im Monat und eine Wirkungseintritt innerhalb weniger Wochen ein deutlicher Anwendungsvorteil, insbesondere wenn auch weiterhin keine Langzeitnebenwirkungen auftreten sollten. Besonders relevant ist die Entwicklung der Antikörper jedoch für die Menschen, bei denen andere Prophylaktika nicht wirksam sind oder für Patienten, die diese auf Grund von Vorerkrankungen nicht einsetzen können.

Gepante

Gepante werden als Tablette täglich eingenommen und blockieren den CGRP-Rezeptor. Rimegepant ist der erste Wirkstoffe, der in Europa seit 2022 sowohl für die akute als auch für die prophylaktische Behandlung von episodischer Migräne zugelassen wurde. Die Wirkweise wurde im Teil für die Akutbehandlung genauer erklärt. Gepante sind ähnlich gut verträglich wie Antikörper, derzeit in Deutschland jedoch nur begrenzt verfügbar.

Das zweite in der EU zugelassene Gepant ist Atogepant bekannt unter dem Handelsnamen Aquipta des US Herstellers Abbvie. Es ist für die Migräneprophylaxe zugelassen und seit März 2025 auf dem Markt. Es kann laut Hersteller sowohl für die Behandlung chronischer als auch episodischer Migräne eingesetzt werden.

Betarezeptorenblocker (Metoprolol, Propranolol)

Diese Medikamente, die eigentlich zur Behandlung von Bluthochdruck und Herzerkrankungen eingesetzt werden, haben sich in der Migräneprophylaxe als wirksam erwiesen. Sie gelten als Mittel der 1. Wahl, wenn keine gesundheitlichen Gründe dagegensprechen, da sie auch in der Langzeiteinnahme gut verträglich sein sollten. Insbesondere wenn neben der Migräne ein zu hoher Blutdruck und/oder besonders viel Stress vorliegen, könnte sich ein Betablocker als prophylaktisches Medikament anbieten. Nebenwirkungen können u.a. sein: Müdigkeit, arterielle Hypotonie, Schlafstörungen und Schwindel, Gewichtszunahme und erektile Dysfunktionen. Kontraindikationen sind u.a.: AV-Block, Bradykardie, Herzinsuffizienz, Depression.

Antiepileptika (Topiramat)

Topiramat gehört zu den Standardmedikamenten in der Epilepsietherapie. Dort wird es zum Teil lebenslang eingenommen. In der Migräneprophylaxe soll es nur nach sorgfältiger Abwägung möglicher alternativer Behandlungsmethoden eingesetzt werden.[100] Es zeigt in Studien deutliche Nebenwirkungen und Kontraindikationen. Wird Topiramat zur Prophylaxe verwendet, ist es sehr wichtig, dass begleitend ausreichend getrunken wird, um Nierensteinbildung vorzubeugen. Wer zu Nierensteinbildung neigt, sollte dieses Medikament nicht nehmen. Im Therapieverlauf ist außerdem eine Leberwertkontrolle sinnvoll. Weitere Nebenwirkungen können u.a. sein: Müdigkeit, Schwindel und Tremor, Gewichtsabnahme und Hautausschlag. Da Topiramat, oder das manchmal alternativ verwendete Medikament Valproinsäure, das Risiko für Embryo-Fehlbildung erhöht, sollten junge Frauen auf dieses Medikament verzichten. Eine weitere Kontraindikation sind eine bestehende Schwangerschaft und Leberfunktionsstörungen.

Antidepressiva (Amitriptylin)

Amitriptylin ist für die Migränevorbeugung in Deutschland zugelassen und wird besonders dann in Erwägung gezogen, wenn Betarezeptorenblocker nicht zum Einsatz kommen können. Auch wenn der Patient oder die Patientin sowohl Migräne als auch Spannungskopfschmerzen hat, kann dieser Wirkstoff hilfreich sein. Da es sich um ein Antidepressivum handelt, wird es auch in die engere Wahl kommen, wenn zusätzlich zur Migräne eine Depression und/oder Schlafstörungen vorliegen. Nebenwirkungen können u.a. sein: Müdigkeit, Mundtrockenheit, Schwindel und Gewichtszunahme.

Als Kontraindikationen gelten u.a.: Herzinsuffizienz, Glaukom, eine QT-Zeit Verlängerung, Prostatahypertrophie, -adenom.

Flunarizin

Der Kalziumkanalblocker Flunarizin hat sich in Studien zur Migräneprophylaxe als ähnlich wirksam herausgestellte, wie der Betarezeptorenblocker Propanolol. Da die beobachteten Nebenwirkungen, wie Depression und Gewichtszunahme, ungünstiger sind als bei Propanolol, wird Flunarizin allerdings nur dann in Erwägung gezogen, wenn es Kontraindikationen für Betarezeptorenblocker gibt, oder wenn diese schlecht vertragen werden bzw. nicht wirksam sind. Kontraindikationen für Flunarizin sind Parkinson bzw. familiäres Parkinson Syndrom, Schlaganfall oder depressive Syndrome.

Magnesium/Vitamin B2 (Riboflavin)/Coenzym Q10

Diese Substanzen, die man auch als Nahrungsergänzungsmittel bezeichnen könnte, haben sich insbesondere in der Kombination als hilfreich für Menschen mit Migräne erwiesen. Während für Magnesium allein, die Wirkung als Migräneprophylaktikum nicht ganz eindeutig ist, konnte mit hochdosiertem Riboflavin ein positiver Effekt zur Migräneprophylaxe erreicht werden. Standard Vitamin B2 Präparate haben allerdings eine deutlich geringere Konzentration an Vitamin B2.[101] Auch für Coenzym Q10 (CoQ10) konnte in einer kleinen Studie gezeigt werden, dass es zu einer signifikanten Reduktion der Häufigkeit, Schwere und Dauer von Migräneattacken beitragen kann.[102] Das Präparat Migravent enthält Riboflavin, Magnesium und CoQ10 sowie weitere Mineralien, die als Nahrungsergänzung für Menschen mit Migräne sinnvoll sein können. Im Jahr 2015 wurde es in einer Studie mit 130 Migränepatient*innen über drei Monate auf seine Wirksamkeit getestet. In dieser Studie zeigte sich, dass es zu einer Reduktion der Schwere der Migräneattacken kam und dass die Attacken-Häufigkeit reduziert werden konnte, wenngleich die statistische Signifikanz hier nicht eindeutig war.[103] Auch vor der Einnahme von Migravent oder den anderen oben beschriebenen Nahrungsergänzungsmitteln sollte ein Arzt zu Rate gezogen werden, da im Einzelfall mögliche Nebenwirkungen nicht ausgeschlossen werden können.

Medikamente für die Migräneprophylaxe[104]

Hohe Evidenz		**Geringe Evidenz**
Gute Verträglichkeit	**Evtl. geringe Verträglichkeit**	**Gute Verträglichkeit**
Onabotulinumtoxin A	Metoprolol / Propranolol	Magnesium
CGRP-(Rezeptor)-Antikörper	Flunarizin	Magnesium, Coenzym Q, Vit. B2
Rimegepant	Topiramat	Candesartan
Atogepant	Amitryptilin	Lisinopril

Medikamentöse Prophylaxe bei chronischer Migräne

Wenn Menschen mehr als 15 Kopfschmerztage im Monat haben und davon an mindestens 8 Tagen die Kriterien einer Migräne erfüllt sind, liegt möglicherweise eine chronische Migräne vor. Bevor diese prophylaktisch behandelt wird, muss jedoch ausgeschlossen werden, dass die extreme Kopfschmerzlast durch Medikamentenübergebrauch ausgelöst wurde. Dafür wird zunächst unter ärztlicher Betreuung eine Medikamentenpause eingelegt. Können dadurch die vielen Kopfschmerztage nicht reduziert werden, handelt es sich um eine chronische Migräne und eine Prophylaxe ist dringend angeraten, um die Entstehung des Medikamentenübergebrauchskopfschmerz zu verhindern. Die Auswahl an Medikamenten ist in diesem Fall sehr eingeschränkt. Von den oben erwähnten Arzneimitteln ist allein für die oben erwähnten Antikörper sowie für Topiramat eine Wirksamkeit für die Prophylaxe bei chronischer Migräne belegt. Allerdings kann es im Fall von Topiramat zu erheblichen Nebenwirkungen kommen. Nur ein weiteres Medikament ist in Deutschland für die Prophylaxe von chronischer Migräne zugelassen. Es handelt sich dabei um das Onabotulinumtoxin.

Onabotulinumtoxin A

Das von Bakterien gebildete Botulinumtoxin ist ein Nervengift, das auch bekannt ist unter dem Namen Botox. Es unterbricht die Erregungsweiterleitung der Nerven und führt so zur Muskelentspannung bzw. Lähmung. Dieser Effekt wird unter anderem in der Schönheitschirurgie eingesetzt, um vorübergehend Falten zu reduzieren. Patienten, die sich z.B. einer Botox-Behandlung der Stirnfalte unterzogen hatten, berichteten auch über positive Effekte dieser Behandlung auf ihre Migräne und lenkten so die Aufmerksamkeit auf die Verwendung von Botulinumtoxin zur Migräneprophylaxe. [105]

In zwei großen internationalen Studien konnte eine Wirksamkeit zur Migräneprophylaxe bei chronischer Migräne gezeigt werden und das gilt ganz besonders für Patienten, die auch unter Medikamentenübergebrauchskopfschmerz litten. In weiteren Untersuchungen zeigte sich, dass Onabotulinumtoxin A nicht nur zur Entspannung der Muskulatur führen kann, sondern auch die Weiterleitung der Schmerzsignale hemmt. Auf diese Weise greift es spezifisch in das Schmerzgedächtnis ein und könnte so nachhaltig positiv auch bei anderen chronischen Schmerzen wirken. Da Onabotulinumtoxin A gezielt an bestimmte Stellen des Kopfes bzw. des Hals/Nackenbereichs gespritzt wird, soll es im Vergleich zu anderen prophylaktischen Medikamenten deutlich weniger Nebenwirkungen haben. Der Erfolg der Therapie hängt jedoch ganz entscheidend von der Erfahrung und Versiertheit des Schmerztherapeuten ab.

Okzipitale Nervenblockade zur Behandlung chronischer Migräne

Insbesondere chronische Migräne geht häufig auch mit starken Schmerzen und Verspannungen im Schulter/Nackenbereich einher. Es ist oft nicht genau zu bestimmen, ob die Verspannung zu einer Reizung der Nerven führt, die im oberen Halswirbelbereich austreten und von dort in den Hinterkopf laufen oder ob die Migräne selbst zur Nackenverspannung führt.

Besteht die Vermutung, dass eine Reizung der oben beschriebenen okzipitalis Nerven die Migräne verstärkt, kann mit Hilfe von Injektionen im Halsbereich eine Betäubung der Nerven erreicht werden. Dabei wird entweder ein lokales Betäubungsmittel oder Steroide gespritzt. In mehreren Studien, die jeweils über drei Monate durchgeführt wurden, konnte eine Wirksamkeit dieser Injektionen gegenüber Placebokontrollen gezeigt werden.[106]

Wie lange sollte eine medikamentöse Prophylaxe dauern?

Häufig gilt, dass nach Absetzen der prophylaktisch eingenommenen Medikamente die Migränelast irgendwann wieder zunimmt. Wie schnell das passiert, ist für jede*n Einzelne*n unterschiedlich. Es wird daher von der Deutschen Gesellschaft für Neurologie (DGN) empfohlen, nach 6 – 12 Monaten das Medikament auszuschleichen, um zu überprüfen, ob eine Einnahme noch notwendig ist.[107] Dadurch soll verhindert werden, dass der Körper unnötig lange mit Medikamenten behandelt wird. Sollte die Migränehäufigkeit wieder ansteigen, kann die Prophylaxe wieder aufgenommen werden.

Während bei den oralen Prophylaktika, wie z.B. Betablocker oder Topiramat, diese Pause von der Entscheidung des Patienten und der behandelnden Ärztin abhängt, ist im Falle der Antikörpertherapie von den gesetzlichen Krankenkassen derzeit eine Einnahmepause nach 6 Monaten vorgeschrieben. Für 3 Monate sollen Patient*innen auf die Antikörperinjektion verzichten und in dieser Zeit im Kopfschmerzkalender die Migräneattacken dokumentieren. Kommt es währenddessen zu einer Verschlechterung der Migränesymptome, kann die Therapie fortgesetzt werden.

Die Rolle der Gene für Migräne und ihre Behandlung

Menschen mit Migräne haben eine genetische Veranlagung für die Erkrankung.

Jeder Mensch mit Migräne hat sein individuelles genetisches Veranlagungsmosaik (Migräne-Fingerabdruck).

Dieser persönliche Migräne-Fingerabdruck beeinflusst die Wirkung der verschiedenen Medikamente.

Darüber hinaus ist die Wirkung von Medikamenten auch abhängig davon, wie gut bzw. schnell diese im Körper verarbeitet werden. Auch da gibt es individuelle, genetisch bedingte Unterschiede.

Ob und wie oft Menschen mit Migräneveranlagung Migräneattacken bekommen, kann zusätzlich durch das Verhalten und die Ernährung beeinflusst werden.

Genetische Veranlagung ist nicht in Stein gemeißelt

Die Ursache der Migräneerkrankung liegt in unseren Genen. Eine Vielzahl von Genveränderungen ist für diese Veranlagung verantwortlich (siehe Kapitel *Migräne verstehen*), aber ob es tatsächlich zu Migräneattacken kommt, hängt auch von Umwelt- und Lebensstilfaktoren ab. Die australische Molekularbiologin Prof. Lyn Griffiths, die ein großes interdisziplinäres Forschungsinstitut an der Universität Queensland leitet und sich seit mehr als 20 Jahren mit genetisch-bedingten Erkrankungen beschäftigt, geht davon aus, dass etwa 60% der Migräneerkrankung genetisch bedingt ist und etwa 40% von Umwelt und Lebensstil beeinflusst werden kann.[108]

Dieses Verhältnis ist in zweierlei Hinsicht bemerkenswert. Die Erkenntnis, dass die Migräneerkrankung genetische Ursachen hat, macht es leichter zu akzeptieren, dass es sich um eine *echte* Krankheit handelt. Niemand ist schuld daran, dass er oder sie unter Migräneattacken leidet, denn es sind bestimmte genetische Veränderungen, die zu dieser Veranlagung führen. Auf der anderen Seite macht die Beobachtung, dass etwa 40% durch den Lebensstil beeinflusst werden kann, Mut. Es ist gut zu wissen, dass ein Mensch mit Migräneveranlagung nicht das Opfer seiner Gene ist, sondern die Häufigkeit und Stärke der Attacken positiv beeinflussen kann. In den Kapiteln *Die nicht-medikamentöse Migränebehandlung* und *Ernährung und Migräne* werden Ansätze vorgestellt, die helfen können, den Körper gegen Migräneattacken stark zu machen. Wie sich diese Verhaltensweisen auf unsere genetische Veranlagung positiv auswirken können, lässt sich mit den aktuellen Erkenntnissen zur Epigenetik erklären.

Ob oder wie stark ein bestimmtes Gen aktiviert wird, hängt von dem Gen selbst, sowie von anderen, sogenannten regulatorischen Genen, und von zusätzlichen Faktoren ab, die nicht direkt in den Genen verankert sind. Mit diesen zusätzlichen Faktoren beschäftigt sich die

Epigenetik. Erkenntnisse zur Epigenetik und ihrer Rolle in der Regulation von Genen verdanken wir insbesondere der Krebsforschung. Die Aktivierung eines Gens kann unter anderem durch die sogenannte Methylierung beeinflusst werden. Kleine, chemische „Fähnchen" werden an das Gen geknüpft und signalisieren der Zelle, ob es aktiviert werden soll oder nicht. Das Muster dieser Fähnchen ist das „Methylierungsmuster" und wir wissen heute, dass z.B. die Ernährung oder das Alter bzw. andere Erkrankungen dieses Muster beeinflussen können. [109] Lebensstilfaktoren wie Entspannungstechniken oder Sport und eine gesunde Ernährung können also nicht nur direkt, sondern auch über unsere Gene die Anfälligkeit für Migräneattacken verringern.[110]

Das lässt sich folgendermaßen erklären: wenn wir z.B. regelmäßige Mahlzeiten zu uns nehmen, sorgen wir unmittelbar für eine stabile Energieversorgung des Körpers und verhindern damit direkt ein Energiedefizit, das Migräneattacken auslösen kann. Die Nährstoffe, wie Vitamine, Spurenelemente oder sekundäre Pflanzenstoffe, die wir über unsere Nahrung aufnehmen, sind darüber hinaus Bestandteile der Enzym-Maschinerie unseres Körpers. Wenn wir uns gut mit diesen Bausteinen versorgen, dann sorgen wir für aktive Enzyme in unserem Körper. Da diese Enzyme u.a. für das Methylierungsmuster verantwortlich sind, können wir dadurch auch unsere Genaktivität beeinflussen.

„Zu Risiken und Nebenwirkungen fragen Sie die Pharmakogenetik"

Es gibt eine Vielzahl von Medikamenten zur akuten und zur vorbeugenden Migränebehandlung, aber nicht jedes Medikament hilft jedem Menschen gleich gut. Auch hier spielen die Gene eine Rolle. Kein Mensch ist wie der andere.

Welches Medikament zur Behandlung einer Migräneattacke bzw. zur Vorbeugung am besten geeignet ist, hängt z.B. davon ab, welche Gene, aus dem großen Potpourri von möglichen Kandidaten, für die individuelle Ausprägung der Krankheit verantwortlich sind. Jede*r Migränekranke hat hier ein individuelles Muster, das zu ihrer oder seiner ganz individuellen Ausprägung der Erkrankung führt. Dementsprechend sind für den Einen manche Wirkstoffe wirkungsvoller als für den Anderen.

Auf der anderen Seite können unsere Gene beeinflussen, wie gut Medikamente im Körper verarbeitet werden. Der Wirkstoff einer Tablette gelangt über den Magen/Darmtrakt in unser Blut. Dort entfaltet er seine Wirkung und wird dann in der Leber abgebaut und später ausgeschieden. Hierbei spielen bestimmte Enzyme eine wichtige Rolle. Wie gut (schnell oder langsam) diese Enzyme funktionieren hängt zu einem großen Teil von den Genvarianten ab, die für diese Enzyme verantwortlich sind.

Die meisten Menschen verarbeiten Medikamente auf Grund ihrer genetischen Veranlagung effizient in einer durchschnittlichen Geschwindigkeit. Sie haben daher nur wenig Nebenwirkungen. Es gibt jedoch zwei weitere Gruppen, die manche Arzneimittel entweder ultraschnell oder nur sehr langsam verarbeiten. Für diese Menschen ist die Wirkung des Medikaments nicht optimal.

Wird ein Wirkstoff ultra-schnell umgesetzt, wirken viele Medikamente nur sehr eingeschränkt, denn sie werden zu schnell wieder ausgeschieden. Wird das Medikament dagegen nur sehr langsam abgebaut, bleibt es länger im Körper und es kann zu verstärkten Nebenwirkungen kommen. Nebenwirkungen sind also keine Einbildung und wer häufig Nebenwirkungen bei der Einnahme von Medikamenten erlebt, hat möglicherweise genetische Gründe dafür.

Dieser kurze Ausflug in das weite Feld der Genetik soll zeigen, dass niemand vorhersagen kann, welche Therapie im Einzelfall die beste für die Behandlung der Migräne sein wird. Auch wenn ein*e Betroffene*r von einem Medikament begeistert ist, heißt das noch lange nicht, dass es für den anderen gut sein wird. Vielleicht wird es eines Tages möglich sein, anhand eines genetischen Profils die optimale Behandlung für jeden Menschen individuell auszuwählen, ohne dass zahlreiche Wirkstoffe ausprobiert werden müssen. Doch der Weg bis dahin ist noch weit, insbesondere bei einer so komplexen Krankheit wie Migräne. Aber niemand sollte sich entmutigen lassen, wenn eine Therapie fehlschlägt. Die Suche lohnt sich, und die Forschung sucht ungebremst nach weiteren Wirkstoffen, um auch den Menschen zu helfen, für die es bisher keine optimale Therapie gibt

Ernährung und Migräne

Eine regelmäßige Ernährung versorgt das Gehirn mit Energie.

Das Gehirn eines Menschen mit Migräneveranlagung braucht besonders viel Energie.

Mit regelmäßiger, guter und gesunder Ernährung kann die Anfälligkeit für Migräneattacken reduziert werden.

Auch das Trinken von Wasser in ausreichender Menge ist eine gute Vorbeugung gegen Migräneattacken.

Bei erhöhtem Energiebedarf, wie in Stresssituationen oder beim Sport, ist es besonders wichtig, darauf zu achten, nicht in eine Unterzuckerung zu geraten.

Migräne ist keine Nahrungsmittelallergie.

Die Trigger-Wirkung von bestimmten Nahrungsmitteln oder Zusatzstoffen steht wissenschaftlich auf dünnem Eis.

Ernährung ist vielmehr ein prophylaktisches Hilfsmittel als ein Migränetrigger.

Gibt es einen Zusammenhang zwischen Migräne und Ernährung? Die Antwort auf diese Frage lautet „Ja“. Dieser Zusammenhang ist allerdings ganz anders, als viele Betroffene zunächst denken.

Menschen mit Migräne sehen Nahrung häufig unter einem negativen Aspekt, als möglichen Auslöser für eine Migräneattacke. In diesem Kapitel soll jedoch vorrangig die positive Seite der Ernährung betrachtet werden, denn die richtige Ernährung kann Migräneattacken vorbeugen.

Jeder Mensch muss regelmäßig essen und trinken, um gesund zu bleiben, denn aus der Nahrung gewinnt unser Körper die Energie, die zum Leben notwendig ist. Das Gehirn verbraucht von dieser Energie erstaunlich viel: etwa 25% der Glucose und 20% des Sauerstoffs.[111]

Das gilt ganz besonders für das Gehirn eines Menschen mit Migräneveranlagung, denn es ist besonders aktiv und benötigt extra viel Energie. Auf der anderen Seite bewirken jedoch die genetischen Veränderungen, dass der Energienachschub durch einen gebremsten Stoffwechsel schnell ins Stocken gerät. Regelmäßige und gute Ernährung, wie sie z. B. in den 10 Regeln der Deutschen Gesellschaft für Ernährung (DGE) beschrieben wird,[112] ist daher eine wichtige Vorbeugemaßnahme gegen Migräneattacken und unbestritten ein elementarer Teil der Therapie.

Die Rolle einer gesunden und regelmäßigen Ernährung konnte auch in Studien gezeigt werden, die sich entweder mit der Qualität der Ernährung oder mit der Wirkung des Fastens beschäftigten. So zeigten z. B. die Ärztin Maryam Berouhz und ihre Co-Autorinnen in einer kleinen Studie mit 285 Frauen, die entweder an episodischer oder chronischer Migräne litten, dass chronische Migräne signifikant mit der schlechten Qualität der Ernährung korrelierte.[113]

Das bewusste Unterbrechen der regelmäßigen Nahrungsaufnahme durch Fasten oder Diäten wirkt sich ebenfalls eindeutig auf die Häufigkeit von Migräneattacken aus. Jahr für Jahr entscheiden sich Menschen auf der ganzen Welt aus religiösen Gründen zu fasten, und viele müssen das mit verstärkten Migräneattacken bezahlen.

Im Rahmen von Studien im Fastenmonat Ramadan, konnte gezeigt werden, dass das Intervallfasten während des Ramadans die Häufigkeit von Migräneattacken signifikant erhöht.[114] Manchmal ist es gar kein bewusstes Fasten, aber im alltäglichen Leben können die Abstände zwischen den Mahlzeiten schnell länger werden, als es dem Migränegehirn guttut. Eltern, die mit ihren Kindern früh zu Abend essen und dann morgens häufiger mit Migräneattacken aufwachen, können möglicherweise schon durch eine kleine Mahlzeit vor dem zu Bett gehen die Häufigkeit von Attacken reduzieren.

Während also die bedeutende Rolle einer gesunden, regelmäßigen Ernährung für den Kampf gegen Migräneattacken wissenschaftlich belegt werden konnte, wird die Frage, ob Nahrungsmittel bzw. Nahrungsbestandteile Migränetrigger sein können, noch immer kontrovers diskutiert. Viele Menschen sind überzeugt davon, dass bestimmte Nahrungsmittel bei ihnen Migräne auslösen können. Auch Zeitschriften und Bücher empfehlen oder verteufeln immer wieder konkrete Lebensmittel und bringen sie mit Migräneattacken in Zusammenhang. Alkohol, Kaffee, Schokolade und Käse stehen dabei ganz oben auf der Liste. Die Studienlage hierzu ist jedoch eher dürftig. Meistens handelt es sich um Beobachtungsstudien, d. h. Studien, bei denen Patient*innen auf Anregung ihrer Ärzt*innen bestimmte Dinge in ihrem Alltag beobachten und berichten, manchmal sogar rückblickend. Studien, die sich auf gezielte, experimentelle und verblindete Ansätze beziehen, sind eher selten.[115] In den aller seltensten Fällen kann ein allgemeingültiger Zusammenhang zwischen bestimmten Nahrungsmitteln und Migräneattacken hergestellt werden. Allerdings gilt dieses Problem auch für andere Trigger, denn die Wirkung hängt immer davon ab, in welcher Phase des Migränezyklus man sich befindet und wieviel mögliche Triggerfaktoren in der letzten Zeit zusammengekommen sind. Wie im Kapitel *Trigger – Auslöser oder Risikofaktor* beschrieben, ist es nicht zielführend, einzelnen Triggern zu viel Bedeutung beizumessen. Dennoch stimmen die meisten Expert*innen darin überein, dass es Nahrungsmittel gibt, die bei einigen Menschen zu Kopfschmerzen führen können. Meist handelt es sich dabei aber eher um eine gesonderte, sekundäre Kopfschmerzart, die z. B. durch Koffeinentzug oder Alkohol ausgelöst wird und sich für den Betroffenen anfühlen kann, wie eine Migräneattacke oder die dann in eine Migräneattacke übergeht.

Die Nahrungsbestandteile, die am häufigsten mit Migräne in Zusammenhang gebracht werden, sollen im zweiten Teil dieses Kapitels beleuchtet werden. Welche davon für den einzelnen Menschen relevant sind, hängt von der individuellen Ernährung und der Veranlagung ab. In jedem Fall gilt, dass Ernährung allein nicht der Schlüssel zu Migränekopfschmerzen ist. Migräne ist **keine Nahrungsmittel-Allergie** und es gibt **keine Diät** oder spezielle Ernährungsform, die Menschen von ihrer Migräneveranlagung befreien könnte.

Ernährung als Prophylaxe gegen Migräne

Die neuere Forschung zeigt, dass ein wichtiger Faktor für die Entstehung der Migräneattacke ein Energiedefizit im Gehirn, d.h. eine unzureichende Versorgung mit Glucose, ist. In seinem Buch beschreibt Prof. Göbel die Migräneattacke als Schutzreaktion des Gehirns: „*Durch die Migräneattacke versucht der Körper, den Energiehaushalt nach einer massiven Störung des metabolischen Systems mit Energiedefizit zu stabilisieren*“.[116] Daraus ergibt sich die entscheidende Bedeutung der Ernährung in der Entstehung einer Attacke und in ihrer Verhinderung. Wenn es nicht zu einem Energiedefizit kommt, braucht es keine Schutzreaktion. Eine regelmäßige und gute, möglichst vollwertige Ernährung ist daher sehr hilfreich, um diesem Energiemangel vorzubeugen. Dabei geht es nicht darum, komplizierte Diäten einzuhalten, sondern einfach nur regelmäßige Mahlzeiten einzuplanen und sich mit frischen, abwechslungsreichen, vollwertigen

Lebensmitteln zu versorgen, um dem Gehirn ausreichend Glukose bereit zu stellen, damit es stressfrei arbeiten kann. Die Bereitstellung von Glucose sollte dabei nicht durch schnell verwertbare Kohlenhydrate oder durch Zucker geschehen. Diese Nahrungsmittel treiben den Blutzuckerspiegel schnell nach oben, aber lassen ihn danach auch steil abfallen, was eine reaktive Unterzuckerung zur Folge hat, und das Gehirn in Alarmzustand versetzen kann.

Starke Blutzuckerschwankungen können womöglich noch auf weiteren Ebenen die Entstehung einer Migräneattacke begünstigen. Sie stimulieren den Nervenbotenstoff CGRP, dessen Rolle im Migräneprozess schon eingehend besprochen wurde, und sie fördern Entzündungsprozesse, die ebenfalls an der Migräneentstehung beteiligt sind.[117]

Ernährungsoptimierung durch Blutzuckerstabilisierung

Basierend auf den beschriebenen Zusammenhängen hat die Lübecker Firma Perfood gemeinsam mit der Universität Lübeck eine digitale Gesundheitsanwendung (DiGa) mit dem Namen SinCephalea entwickelt. Diese Anwendung basiert auf der Erarbeitung eines individuellen Ernährungsprofils, denn nicht jeder reagiert in gleicher Weise auf bestimmte Nahrungsmittel. SinCephalea hat das Ziel, Anwender*innen zu unterstützen, ihre Ernährung so zu gestalten, dass möglichst keine starken Schwankungen im Blutzucker auftreten und dadurch die Migränelast zu reduzieren.[118]

Zu diesem Zweck beobachten die Anwender*innen zunächst über zwei Wochen mit Hilfe eines Blutzuckersensors, der auf den Oberarm geklebt wird, wie sich die eigene Ernährung auf den Blutzuckerspiegel auswirkt und ob es zu starken Schwankungen kommt. Auch werden verschiedene „Challenges“ vorgeschlagen, die dabei helfen, zu ermitteln, welche Nahrungsmittel sich besonders stark auf den Blutzucker auswirken, denn das kann individuell unterschiedlich sein.

Nach der zweiwöchigen Testphase hat die Anwenderin bzw. der Anwender erste Hinweise, welche Mahlzeiten sich für eine niedrig-glykämische Ernährung mit geringen Blutzuckerschwankungen eignen. Im Verlauf der 3 Monate wird die Ernährung weiter protokolliert, während parallel ein Kopfschmerzkalender geführt wird. In dieser Zeit stehen die Ernnährungswissenschaftler von SinCephalea online für Fragen und zur Unterstützung bereit.

SinCephalea wird für alle angeboten, die 18 Jahre oder älter sind. Nach ärztlicher Verordnung übernehmen die Krankenkassen die Kosten dieser Anwendung. Kontraindikationen bzw. Ausschlusskriterien sind Diabetes mellitus Typ1, Insulintherapie und nicht-periodische oder chronische Migräne.

Nahrungsergänzungsmittel

Omega-3- und Omega-6-Fettsäuren

Omega-3- und Omega-6-Fettsäuren gehören zu den mehrfach ungesättigten Fettsäuren. Studien der vergangenen Jahre haben angedeutet, dass Omega-3-Fettsäuren sehr hilfreich für das migräneveranlagte Gehirn sind. Der menschliche Körper kann diese Fettsäuren nicht selbst herstellen, daher müssen wir sie mit der Nahrung aufnehmen. Das bedeutet, dass wir ihre Konzentration im Blut durch unsere Ernährung beeinflussen können. Im Körper werden diese Fettsäuren als Bausteine für Botenstoffe genutzt, denen eine Bedeutung bei der Schmerzverarbeitung zukommt. Während die Omega-3-Fettsäuren EPA (Eicosapentaensäure) und DHA (Docosahexaensäure) Vorläufer für schmerzlindernde Botenstoffe sind, stellen Omega-6-Fettsäuren Vorläufer für schmerzverstärkende Botenstoffe dar. Daher wurde postuliert, dass es besonders das Verhältnis von Omega-3- zu Omega-6-Fettsäuren in unserer Nahrung ist, welches die Wirksamkeit ausmacht. Eine aktuelle Studie konnte hierzu sehr interessante

Ergebnisse liefern.[119] Es zeigte sich, dass durch eine Ernährung mit besonders hohem Anteil an den Omega-3-Fettsäuren DHA und EPA die Anzahl der Migränetage und ihre Dauer signifikant reduziert werden konnte und dass diese Wirkung noch weiter verstärkt wurde, wenn im Verhältnis dazu die Menge an Omega-6-Fettsäuren reduziert wurde.

In der Abbildung sind Omega-3-reiche pflanzliche Nahrungsmittel zusammengestellt. Einige davon, wie grünes Blattgemüse, Kohl und Beeren sind außerdem reich an Magnesium, das ebenfalls eine positive Wirkung auf das Gehirn hat. Pflanzliche Nahrungsmittel sind insbesondere reich an der Omega-3-Fettsäure ALA (Alpha-Linolensäure). Diese ist nicht direkt bioaktiv, sondern muss im Körper zunächst in DHA und EPA umgewandelt werden. Da nur ein kleiner Teil der ALA in DHA und EPA umgewandelt wird, ist es empfehlenswert, die Ernährung noch durch andere DHA- und EPA-Quellen zu ergänzen. Dazu eignen sich besonders Fische mit hohem Fettgehalt wie Lachs, Makrele oder Sardine. Wer sich vegetarisch ernähren möchte, kann auf Algenprodukte, wie Algenöle, zurückgreifen oder Nahrungsergänzungsmittel einnehmen.

Omega-6-Fettsäuren findet man z.B. in Sonnenblumenöl, Margarine oder Sojaöl. Da diese Öle häufig für verarbeitete Lebensmittel, Fertiggerichte und Fast-Food genutzt werden, sind diese ebenfalls reich an Omega-6 Fettsäuren. Auch Fleisch und Wurstwaren besonders aus industrieller Tierhaltung haben einen hohen Anteil an Omega-6-Fettsäuren, da die Tiere diese über das Mastfutter, wie z.B. Sojaschrot, aufnehmen. Daher weisen auch Milchprodukte, wie Käse und Butter sowie Hühnereier, einen hohen Omega-6-Gehalt auf. Bei einer Ernährung, die auf Fleisch, Wurst und Fertigprodukten basiert kann sich das Gleichgewicht zwischen Omega-6 und Omega-3 auf das Verhältnis 15:1 verschieben.

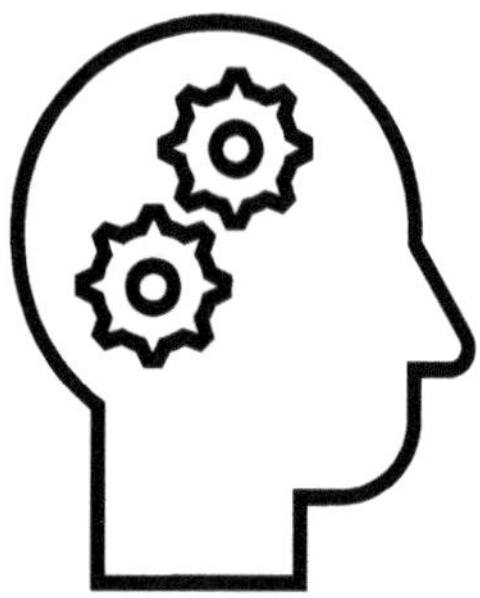
Avocado
Grünes Blattgemüse
Nüsse
Kohlgemüse
Bohnen
Leinsamen
Chia Samen
Kürbis
Beeren

Omega-3 Superfood für den Kopf

Wasser – ein Lebenselixier für das Gehirn

Der menschliche Körper hat einen Wasseranteil von 65-75 %. Wassermangel, auch Dehydrierung genannt, führt zu Einschränkungen der körperlichen Leistungsfähigkeit. Das gilt sowohl für physische Anstrengungen als auch für geistige. Bei einem Vergleich von 33 Studien konnten Wissenschaftler zeigen, dass schon bei einer Dehydrierung von nur 2% die kognitiven Fähigkeiten, wie Entscheidungsfindung, Problemlösung, Aufmerksamkeit und Hand-Augen Koordination, zu 30 % eingeschränkt sind. [120] Wenn man berücksichtigt, dass wir erst Durst verspüren, wenn der Körper bereits zu 1-2 % dehydriert ist, wird deutlich, dass es sehr wichtig ist, regelmäßig und bewusst zu trinken, auch wenn wir noch keinen Durst haben. Die einfachste Strategie ist, sich eine bestimmte Menge, z.B. 1

Liter Wasser gleich morgens bereit zu stellen und bis zum Mittag zu trinken, schon bevor sich der Durst meldet. Für nachmittags kann man diese Strategie weiterverfolgen und hat dann mühelos schon 2 Liter Wasser getrunken und seinem Körper und dem Gehirn etwas Gutes getan.

Nahrungsbestandteile und Genussmittel als Trigger?

Schokolade

Bis zu 22 % der Migränepatient*innen berichten davon, dass Schokolade für sie ein Migränetrigger sein kann. Es gibt einige doppelt-verblindete Studien zu diesem Thema, die jedoch zu keinem eindeutigen Ergebnis führen. Es ist nicht auszuschließen, dass Schokolade für einen kleinen Teil der Menschen eine Migräneattacke auslösen kann.[121] Allerdings kann der Genuss von Schokolade auch irrtümlicherweise mit der Migräneattacke in Verbindung gebracht werden. Durch die hohe Zellaktivität im Gehirn einer/eines Migränepatient*in ist der Energiebedarf für die Nervenzellen besonders hoch. Kann dieser Bedarf nicht mehr gedeckt werden, signalisiert der Körper, dass dringend Energie nachgeliefert werden muss. Man bekommt Hunger auf hochkalorische Nahrungsmittel und manche Menschen haben in dieser Phase einen Heißhunger auf Schokolade. Dabei handelt es sich aber bereits um ein Ankündigungssymptom der nächsten Migräneattacke, die Weichen sind schon lange gestellt und der Heißhunger lediglich ein Versuch des Körpers sich selbst zu helfen. Gelingt das nicht, schreiben manche die Attacke dann zu Unrecht dem Schokoladenkonsum zu.

Koffein

Koffein ist die am häufigsten verwendete psychoaktive Substanz der Welt.[122] In Deutschland werden pro Kopf 162 Liter Kaffee im Jahr konsumiert.[123] Ein Grund dafür ist die stimmungsaufhellende und anregende Wirkung des Kaffees, die zur Steigerung der Konzentration und körperlichen Leistungsfähigkeit führen kann. Diese Wirkung wird dadurch erreicht, dass Koffein an den Adenosinrezeptor A_{2A} bindet, der normalerweise Ermüdung signalisiert. Dieses Signal wird durch Koffein unterbunden und man fühlt sich wach. Weiterhin bewirkt Koffein eine kurzfristige Verengung der Blutgefäße und führt damit zu einem schnelleren Blutfluss und zu erhöhtem Blutdruck. Dadurch steigt die Konzentration des Sauerstoffs für die Zellen. Medizinisch gilt eine tägliche Menge von 200 mg Koffein als unbedenklich, was je nach Stärke etwa zwei bis drei Tassen Kaffee entspricht. Trinken Menschen regelmäßig viel, also mehr als vier Tassen Kaffee täglich, passt sich das Gehirn an die Koffeinkonzentration an und die aktivierende Wirkung nimmt ab. Es entsteht eine körperliche Abhängigkeit, die deutlich wird, wenn man kurzfristig den Kaffeekonsum drastisch reduziert. Der dann auftretende Entzugskopfschmerz ist gut untersucht und belegt und wird von der Internationalen Kopfschmerzgesellschaft als sekundärer Kopfschmerz gelistet. Wer bei regelmäßigem hohen Kaffeekonsum plötzlich aufhört Kaffee zu trinken, erlebt Reaktionen wie Kopfschmerzen, Übelkeit, Müdigkeit und Depression. Diese Symptome können durch erneute Einnahme von Koffein wieder aufgehoben werden.[124] Wenn der tägliche Kaffeekonsum langsam über einen längeren Zeitraum reduziert wird, kann man diesen Entzugskopfschmerz umgehen.

Ob regelmäßig hoher Kaffeekonsum generell zu Kopfschmerzen führen kann, wurde in verschiedenen Studien untersucht und die Ergebnisse sind widersprüchlich. Die meisten zeigen einen Zusammenhang zwischen chronischen Kopfschmerzen bzw. Migräne und „chronischem“ Kaffeekonsum. Allerdings gibt es auch Untersuchungen, die keinen Zusammenhang nachweisen konnten. In zwei kleinen Studien mit 36 jugendlichen bzw. 113 erwachsenen Migränepatient*innen konnte gezeigt werden, dass durch die langsame vollständige Reduzierung von Koffein die Kopfschmerzen deutlich zurückgingen oder zumindest die Wirksamkeit der Akutmedikamente verbessert werden konnte.[125]

Auf der anderen Seite gilt Kaffee schon seit Langem als Hausmittel für die akute Behandlung von Kopfschmerzen und dafür werden unterschiedliche Gründe postuliert. Eine Studie aus dem Jahr 2004 konnte zeigen, dass Koffein die Blutgefäße des Gehirns verengt und dadurch möglicherweise den Migränekopfschmerz lindert.[126] Eine weitere Untersuchung aus dem Jahr 2012 postulierte, dass das im Kaffee enthaltene Kafestol das körpereigene Opioidsystem aktiviert und so die Schmerztoleranz steigern könnte.[127] Wird Koffein als Zusatz in Schmerztabletten angewendet, kann es den schmerzlindernden Effekt verbessern.[128] Allerdings können gerade solche Kombinationspräparate durch das Koffein zu einer Abhängigkeit führen. Eine Abhängigkeit bedingt dann möglicherweise einen zu häufigen Einsatz, der zu Medikamentenübergebrauchskopfschmerz (MÜK) führen kann. Aus diesem Grund sind Kombinationspräparate in der Migränetherapie sehr umstritten. Das gleiche gilt, wenn Menschen zur Kopfschmerzbehandlung Cola oder Kaffee trinken. Treten nur wenige Attacken im Jahr auf, ist das möglicherweise ein gangbarer Weg. Wer jedoch häufiger Migräne hat, kann hier in eine Abhängigkeit und einen Übergebrauch hineinrutschen und damit die Kopfschmerzen schlimmer machen.

Koffein findet sich nicht nur in Kaffee oder Cola. Auch Tee und bestimmte Soft- oder Energydrinks können zum Teil erhebliche Mengen an Koffein enthalten. Die erwähnten Zusammenhänge beziehen sich deshalb auch auf diese Getränke.

Eiskalte Speisen

Eiscreme und eisgekühlte Getränke können zu Schmerzen am Gaumen, aber auch an der Stirn, der Schläfen, der Nase, der Wangen und der

Ohren führen. Als Folge davon kann es auch zu einer Migräneattacke kommen. Wer hierfür anfällig ist, sollte Eiscreme langsam und in kleineren Portionen essen und auf eisgekühlte Getränke verzichten.[129]

Gluten

Gluten ist ein Sammelbegriff für verschiedene Proteine, die als Klebereiweiße in Weizen vorkommen. Bei Menschen, die an Zöliakie leiden, löst Gluten über eine Autoimmunreaktion eine Entzündung des Dünndarms aus. Ein Begleitsymptom dieser Krankheit kann auch Migräne sein und bei Migränepatient*innen liegt der Anteil der Menschen, die zusätzlich an Zöliakie leiden bei etwa 4 %. Das liegt deutlich über dem Bevölkerungsdurchschnitt von etwa 1 %.[130] Für diese Menschen ist Gluten ein Migränetrigger und eine glutenfreie Ernährung, die ohnehin essenziell zur Zöliakie-Behandlung ist, auch hilfreich zur Eindämmung der Migräne. Wer als Migränepatient*in unter häufigen Durchfällen leidet oder Autoimmunkrankheiten hat, sollte möglicherweise eine Zöliakie in Betracht ziehen und sich daraufhin untersuchen lassen.

Histamin und andere biogene Amine

Histamin und andere biogene Amine wie Tyramin und Phenylethylamin entstehen als Abbauprodukte von Aminosäuren und kommen in höheren Konzentrationen in Lebensmitteln wie z.B. Fisch, (älterem) Käse, Salami und Schinken, fermentierten Lebensmitteln wie Sauerkraut oder Früchten wie Erdbeeren oder in Tomaten vor. Je länger diese Lebensmittel gelagert werden, desto höher ist die Histamin Konzentration. Menschen, die unter Histamin Intoleranz leiden, haben Symptome wie Erröten, Juckreiz, Nesselsucht, Müdigkeit, Niesen und Kopfschmerzen, wenn sie Histamin haltige Nahrungsmittel in größeren Mengen zu sich nehmen. Das beruht unter anderem darauf, dass sie eine eingeschränkte Fähigkeit haben, Histamin im Darm abzubauen. Der Grund dafür ist ein Enzym mit dem Namen Diaminoxidase (DAO), das in diesem Fall nur eingeschränkt aktiv ist. In einigen Studien mit Migränepatient*innen konnte gezeigt werden, dass mehr als 80% der Studienteilnehmer*innen eine verminderte DAO-Aktivität hatten. Wenn das der Fall ist oder wenn bestimmte Variationen im Gen für das Enzym DAO auftreten, dann kann Histamin in höheren Konzentrationen ein potenter Trigger sein.[131] Der Histamin induzierte Kopfschmerz wird auch in der Liste der sekundären Kopfschmerzen von der Internationalen Kopfschmerzgesellschaft gelistet. Eine Histamin Intoleranz könnte auch die von vielen Migränepatient*innen beschriebene Wirkung von Käse oder Pizza (Tomaten und Käse) als Migränetrigger erklären.

Natriumglutamat

Natriumglutamat wird als Geschmacksverstärker eingesetzt. Es kommt in vielen Fertiggerichten sowie in Saucen, Ketchup, Suppen, Kartoffelchips, gerösteten Erdnüssen oder anderen konservierten Nahrungsmitteln vor. Natriumglutamat kann bei manchen Menschen Symptome wie Erröten, Bauchkrämpfe, Schweißausbrüche, Druckschmerz auf der Brust und pulsierenden Kopfschmerz auslösen. Es handelt sich dabei meist nicht um eine Migräneattacke, sondern um einen Schmerz, der dem Migränekopfschmerz sehr ähnlich ist.

Pökelsalz

Natriumnitrit bzw. Natriumnitrat wird als Pökelsalz verwendet, um Fleisch- und Wurstprodukte haltbarer zu machen und ihre Farbe und ihren Geschmack zu konservieren. Durch den Zusatz von Pökelsalz bekommen die Produkte eine rötliche Farbe und man kann daher gut erkennen, welche Wurstprodukte besonders viele Nitrite enthalten. Insbesondere Schinken, Speck, Kassler, Salami, aber eventuell auch bestimmte Dauerwürste und Aufschnitt, weisen größere Mengen Pökelsalz auf.

Bereits 1972 gab es Berichte darüber, dass Wiener-Würstchen, Schinken oder Salami Migräne auslösen könnten. Das konnte auch in kleinen, doppelt verblindeten Studien belegt werden. Später konnte man in Beobachtungsstudien zeigen, dass etwa 5 % der Migränepatient*innen mit höherer Wahrscheinlichkeit eine Migräne bekamen, wenn sie am Vortag gepökelte Nahrungsmittel zu sich genommen hatten. In neuerer Zeit scheinen diese Lebensmittel eine geringere Rolle zu spielen, was möglicherweise darauf zurückzuführen ist, dass die Nitrit Konzentration in Nahrungsmitteln deutlich reduziert wurde, da das daraus entstehende Nitrosamin als krebserregend gilt.[132]

Alkohol

Alkohol kann bei vielen Menschen zu Kopfschmerzen führen. Die Internationale Kopfschmerzgesellschaft listet den *Alkohol induzierten Kopfschmerz* bei den sekundären Kopfschmerzen. Die Beschreibung, dass es sich dabei um einen pulsierenden, durch Bewegung verstärkten, beidseitigen Kopfschmerz handelt, erinnert sehr an Migräne. Unterschiedliche Ursachen werden für die Entstehung dieses Kopfschmerzes genannt. Da der Kopfschmerz typischerweise erst eintritt, wenn die Alkoholkonzentration im Blut absinkt, geht man davon aus, dass das Abbauprodukt Acetaldehyd die Hauptursache für die Symptome ist. Es bewirkt eine Störung der Nierentätigkeit, was zu Dehydrierung führt. Außerdem hemmt Alkoholkonsum die Verfügbarkeit von Glucose und beeinträchtigt dadurch die Energieversorgung der Nerven- und Muskelzellen. Auch im Alkohol enthaltene Zusatzstoffe wie Histamine und Flavonoide können eine Rolle bei der Kopfschmerzentstehung spielen.[133]

Mehr als 30 % der Migränepatient*innen berichten, dass Alkohol für sie ein Migränetrigger sein kann, und viele verzichten aus diesem Grund grundsätzlich auf Alkoholkonsum. In einer Studie aus dem Jahr 2018 wurden 2197 Menschen mit Migräne dazu befragt. In dieser Studie gaben > 35 % Alkohol als Trigger an, und hier besonders

Rotwein, der auch in anderen Studien als besonders problematisch angesehen wird. Allerdings gibt es hier Unterschiede im Ländervergleich. In Studien aus Frankreich und Italien wird vor allem Weißwein als möglicher Trigger genannt. [134] Einige sehr kleine Provokationsstudien mit 11 - 19 Teilnehmer*innen, bei denen Rotwein oder Wodka getrunken wurde, geben Hinweise darauf, dass Wein tatsächlich eher Migräne auslöst als der pure Alkohol, wie er z. B. im Wodka zu finden ist. Das könnte die Vermutung unterstützen, dass andere Inhaltsstoffe als Alkohol eine Rolle bei den Kopfschmerzen spielen.[135] Wenn also Alkohol, dann lieber Wodka ;-)

IgG positive Nahrungsmittel

Manche Ärzt*innen bieten ihren Migränepatient*innen umfangreiche und teure Bluttests an, um über die Analyse von IgG-Antikörpern versteckte Nahrungsmittelallergien aufzudecken. Die Konsequenz daraus ist eine oft komplizierte Ernährungsumstellung, bei der die im Test auffällig gewordenen Nahrungsmittel vermieden werden. Wissenschaftliche Gesellschaften der Allergolog*innen aus Deutschland, Österreich und der Schweiz halten diese Tests für nicht hilfreich. Sie erklären, dass jedes gesunde Immunsystem auf fremde Proteine mit der Bildung von IgG-Antikörpern reagiert und folglich ein hoher IgG-Wert für bestimmte Nahrungsbestandteile im Blut keine bestehende Nahrungsmittelallergie nachweist. [136] Für einen diagnostischen Wert der IgG-Blutanalyse gibt es keinen, durch aussagekräftige Studien belegten, Hinweis. [137] Daher ist es sehr zweifelhaft, ob eine auf diesem Test basierende Auslassdiät den gewünschten Effekt auf die Migräneattacken haben kann.

Sind spezielle Diäten sinnvoll?

Keine Diät kann an der genetischen Veranlagung für Migräne etwas ändern. Wenn das Einhalten einer Diät allerdings bewirkt, dass man bewusst und regelmäßig isst und trinkt, kann sich allein dadurch ein positiver Effekt auf die Migräneanfälligkeit ergeben. Grundsätzlich ist aber für die meisten Menschen mit Migräne eine vollwertige und ausgewogene Ernährung am besten. Eine Diät, mit welchem Schwerpunkt auch immer, ist keine primäre Therapie gegen Migräne.

Für manche Menschen kann eine Ernährungsumstellung jedoch hilfreich sein, weil sie neben der Migräne noch weitere Erkrankungen haben, die sich mit Diäten gut behandeln lassen. Wie bereits oben beschrieben, ist bei Menschen mit Migräne überproportional häufig auch eine Gluten Unverträglichkeit zu finden. In diesem Fall kann mit einer Gluten-freien Ernährung nicht nur die Zöliakie, sondern auch die Migräne verbessert werden. Auch wenn Migräne und Bluthochdruck zusammenkommen, ist eine Ernährungsweise, die den Bluthochdruck bekämpft, ebenso sinnvoll gegen Migräne. Liegt eine Histamin Unverträglichkeit vor, ist die Vermeidung von Histamin-haltigen Lebensmitteln (s. o.) ebenfalls zielführend, um Migräneattacken vorzubeugen.

Abgesehen von solchen Sonderfällen ist ein positiver Effekt spezieller Diäten zwar in kleineren Studien untersucht, aber noch nicht überzeugend bewiesen worden.[138] Im Grundsatz beziehen sich diese Studien meist auf Menschen mit chronischer Migräne, d.h. mit mehr als 15 Kopfschmerztagen pro Monat. Für solche Sonderfälle gibt es erste Hinweise, dass eine ketogene Diät einen möglichen positiven Effekt haben könnte.[139]

Die ketogene Diät

Bei einer ketogenen Ernährung wird der Stoffwechsel des Körpers gezielt umgestellt. Der Anteil an Kohlenhydraten wird stark reduziert und der tägliche Energiebedarf über Proteine und Fette gedeckt. Durch diese Art der Ernährungsumstellung gerät der Körper in eine anhaltende Energiemangel-Situation. Die neuen Energiequellen sind Fettsäuren, die in der Leber zu sogenannten Ketonkörpern umgebaut werden. Diese Ketone können dann, anstelle von Glucose, auch von den Zellen des Gehirns als Energiequelle genutzt werden. Unter der Ketose ist die Energiebilanz des Gehirns günstiger, da Ketonkörper einen höheren „Brennwert“ haben. Wie genau man sich die Wirkung der Ketose erklären kann, ist jedoch unklar. Die ketogene Ernährung ist für die Behandlung von Epilepsie besonders bei Kindern untersucht und ihr positiver Effekt beschrieben worden.[140] Deswegen wird sie auch für die Migränebehandlung in Betracht gezogen.

In der Studie von Bongiovanni et al. unterzogen sich 38 Patient*innen dieser Diät für 3 Monate. Zusätzlich bekamen sie nach Bedarf Vitamine, Mineralstoffe und Spurenelemente. Danach folgte eine Übergangsphase von einem Monat und eine Wiedereinführungsphase von weiteren 2 Monaten, um sich wieder an die Kohlenhydrate zu gewöhnen. Nur 23 Patient*innen hielten diese Studie bis zum Ende durch. Bei diesen Teilnehmer*innen reduzierte sich die Dauer der Migräneattacken um 77% und die Zahl der Migränetage um 75%. Unklar ist allerdings, wie lange dieser Effekt anhält. Hierzu sollen weitere, längere und umfangreichere Studien folgen. In der Epilepsietherapie sollte diese Ernährungsweise, wenn sie erfolgreich sein soll, ein Leben lang eingehalten werden. Da eine ketogene Diät bei fehlerhafter Umsetzung die Gesundheit gefährden kann, ist eine Überwachung und Betreuung durch eine*n Mediziner*in und Ernährungsberater*in unerlässlich. Eine dauerhafte, strikt ketogene Ernährung ist mit hohem Aufwand verbunden und nur dann erwägenswert, wenn der Leidensdruck sehr groß ist.

Migräne bei Kindern und Jugendlichen

Kinder können bereits im Kleinkindalter unter Migräne leiden.

Die Symptome sind teilweise anders als bei Erwachsenen.

Attacken sind meist kürzer und Schlaf ist für Kinder und Jugendliche besonders hilfreich für die Bewältigung.

Hilfreiche vorbeugende Strategien für Kinder und Jugendliche mit Migräne sind

- regelmäßige Mahlzeiten,
- ausreichender und regelmäßiger Schlaf,
- Bewegung und Zeit, die Seele baumeln zu lassen.

Ist die Schule bzw. die Klassenlehrerin oder der Klassenlehrer über die Erkrankung informiert, gibt es keinen mühsamen Erklärungsbedarf bei (häufigen) Fehlzeiten.

Es ist gut, wenn junge Menschen lernen, ihre Migräne zu verstehen, um vorbeugende Maßnahmen selbst umsetzen zu können.

Wer früh lernt, seine Migräne durch vorbeugendes Verhalten zu managen, wird davon auch als Erwachsener profitieren.

Über 90% der Schulkinder in Deutschland erfahren im Laufe eines Schuljahres Kopfschmerzen.[141] Der größte Teil dieser Kinder leidet unter Spannungskopfschmerz, aber je nach Altersstufe findet man bei etwa 2 – 10 % episodische oder sogar chronische Migräne. Mit dem Alter steigt die Häufigkeit an. Ist die Verteilung zunächst bei Jungen und Mädchen gleich, ändert sie sich mit der Pubertät und der Anteil der Mädchen an den Migränekranken nimmt deutlich zu. Das sieht man z. B. auch an den Zahlen, die die Techniker Krankenkasse in ihrem Kopfschmerzreport 2020 veröffentlicht hat.[142] Die Hormonumstellung in der Pubertät ist für dieses Verteilungs-Ungleichgewicht verantwortlich (siehe Kapitel *Besondere Aspekte der Migräne bei Frauen*).

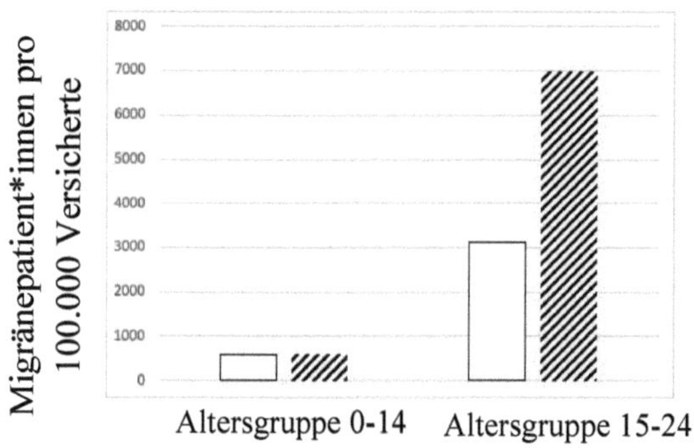

Auftreten von Migräne bei Kindern und Jugendlichen (weiß: Jungen, gestreift: Mädchen)

Erste Vorboten der Migräne, sogenannte Migräneäquivalente, können bereits im Kleinkindalter auftreten. Man geht davon aus, dass regelmäßiges Erbrechen bei kleinen Kindern oder regelmäßige Koliken bei Babys solche Vorläuferstadien sein können. Die amerikanische

Kinder-Neurologin Amy Gelfand konnte in zwei Studien zeigen, dass die Wahrscheinlichkeit, ein Baby mit Koliken zu haben, bei Müttern mit Migräne mehr als doppelt so hoch ist, wie bei Müttern ohne Migräne. Das soll für Mütter mit Migräne keine Abschreckung sein. Vielmehr ergibt sich daraus ein wertvoller Hinweis, wie diesen Babys geholfen werden kann. Wenn man berücksichtigt, dass die Ursache für die Kolik-Anfälle möglicherweise nicht die Nahrung, sondern äußere Einflüsse wie grelles Licht oder Lärm sind, kann man entsprechend reagieren. In diesem Fall ist es für das Baby unter Umständen wichtiger, es in ein ruhigeres Umfeld zu bringen, als die Ernährung umzustellen.[143]

Bis zu 4 % der Kinder im Kindergarten- oder Vorschulalter können unter Migräneattacken leiden, ohne dies zum Ausdruck bringen zu können. Wenn ein Kind häufig weint und nicht essen möchte oder auf unerklärliche Weise unruhig und gereizt ist, sollten Eltern mit einer Ärztin oder einem Arzt der Ursache für dieses Unwohlsein nachgehen. Wenn Migräne bereits vor dem 7ten Lebensjahr auftritt, haben etwa 20 % der Jungen und 9 % der Mädchen die Chance, dass sie später zurückgeht. Für die meisten gilt allerdings, dass die Migräne sie auch als Erwachsene begleiten wird.[144]

In jedem Fall ist es wichtig, Kopfschmerzen bei Kindern und Jugendlichen ernst zu nehmen. Insbesondere, wenn sie plötzlich auftreten und stärker werden oder wenn sie regelmäßig wiederkehren, sollte immer ein Arzt oder eine Ärztin die Ursache abklären. Wird eine Migräne diagnostiziert, sollten Eltern und Ärzt*innen dem Kind helfen, seine Krankheit zu verstehen und damit richtig umzugehen. Dadurch nehmen sie nicht nur den Leidensdruck von ihrem Kind, sondern weisen ihm auch einen Weg für ein möglichst unbelastetes Leben als Erwachsener.

Die Diagnose

Um der Ärztin oder dem Arzt eine genaue Diagnose zu ermöglichen, ist es hilfreich, wenn sich Eltern gemeinsam mit ihrem Kind Gedanken über folgende Fragen machen:

- Wie fühlt sich der Kopfschmerz an?
- Wann tritt er auf?
- Wie lange hält er an?
- Was gibt es für Begleiterscheinungen?
- Wird der Schmerz durch Bewegung schlimmer?
- Seit wann hat mein Kind diese Kopfschmerzen?
- Wie häufig fallen durch die Kopfschmerzen Schule oder Freizeitaktivitäten aus?
- Welche Medikamente werden gegeben bzw. welche Maßnahmen werden getroffen?
- Gibt es Kopfschmerzen/Migräne auch bei anderen Familienmitgliedern?

Für jüngere Kinder ist es nicht leicht, mit Worten zu beschreiben, wo ein Schmerz sitzt und wie er sich anfühlt. Aus diesem Grund hat der amerikanische Neurologe Carl Stafstrom eine hilfreiche Strategie entwickelt. Er bittet die Kinder, ihre Schmerzen in einem Bild zu malen. In einer Studie im Jahr 2002 konnte er zeigen, dass diese Bilder in 90% der Fälle eine Migräne-Diagnose vorhersagen konnten. Kinder mit Migränekopfschmerz malen flimmernde Sehfelder und häufig Blitze, Hämmer oder sogar hochhackige Schuhe, die ihrem Kopf Schmerzen zufügen.

Stafstrom sagt dazu: „*Wenn ein Kind sagt, es hätte schlimme Kopfschmerzen, schreibt der Arzt „schwere Kopfschmerzen" in seine Akten. Wenn das Kind aber seinen Kopf als explodierenden Vulkan malt, bekommt der Arzt einen ganz anderen Eindruck von der Intensität und der Art des Schmerzes.*"[145]

Die Möglichkeit selbstgemalte Bilder bei der Diagnose einzusetzen, ist möglicherweise eine interessante Ergänzung für das Arztgespräch.

Auch ein Kopfschmerztagebuch ist für die Diagnose sehr wertvoll. Im Internet kann man verschiedene für Kinder oder Jugendliche geeignete Kopfschmerzkalender finden. Wird der Kalender mit Unterstützung der Eltern zuverlässig geführt, kann der Arzt oder die Ärztin nicht nur die Häufigkeit und Stärke der Schmerzen verfolgen, sondern auch erste Hinweise auf mögliche Risikofaktoren erhalten und sie bei der Behandlung berücksichtigen.

Wenn ein junger Mensch erstmalig wegen Kopfschmerzen zum Arzt oder zur Ärztin kommt, wird diese*r zunächst klären, ob es sich um primäre oder sekundäre Kopfschmerzen handelt. Für sekundäre Kopfschmerzen können Grunderkrankungen wie Sehfehler, chronische Stirn- oder Nebenhöhlenentzündungen oder eine Hirnhautentzündung verantwortlich sein. Nur in den seltensten Fällen werden auch bildgebende Verfahren wie Magnet-Resonanz-Tomographie eingesetzt, um z. B. Tumore als Ursache für die Beschwerden auszuschließen. Wenn klar ist, dass diese Grunderkrankungen nicht vorliegen, handelt es sich mit hoher Wahrscheinlichkeit um einen primären Kopfschmerz, d. h. um Migräne oder Spannungskopfschmerz.

Da Spannungskopfschmerz die häufigste Kopfschmerzform bei Kindern und Jugendlichen ist, wird der Arzt oder die Ärztin im Falle eines primären Kopfschmerzes von Spannungskopfschmerzen ausgehen, wenn keine zusätzlichen Hinweise auf Migräne vorliegen. Diese zusätzlichen Hinweise sind im Grundsatz dieselben diagnostischen Kriterien wie für Erwachsene. Wenn also der Kopfschmerz einseitig, pulsierend oder stechend ist und von Symptomen wie Übelkeit oder Erbrechen, Licht- oder Geräuschempfindlichkeit begleitet wird, spricht vieles für Migräne. Ein weiterer Hinweis ist, dass die Kopfschmerzen durch Bewegung bzw. Anstrengung schlimmer werden.

Allerdings findet man bei Kindern und Jugendlichen ein paar Besonderheiten oder Begleitsymptome, die im Erwachsenenalter verschwinden und die Diagnose etwas erschweren können. So ist bei jungen Menschen der Schmerz häufig beidseitig in der Stirn lokalisiert und auch nicht unbedingt pulsierend. Die Attacken sind in der Regel kürzer, d. h. etwa 2 Stunden, können aber auch einige Tage dauern. Mögliche Begleitsymptome während der Attacke können Herzrasen, Blässe oder Hautrötung, Durst bzw. Appetit, Harndrang, Müdigkeit und häufiges Gähnen oder Unruhe, sowie Schmerzen im Bauch sein. Auch Beschwerden wie Appetitlosigkeit, Übelkeit, Erbrechen und Durchfall können dazu kommen und manchmal haben Kinder während der Migräneattacke erhöhte Temperatur. [146] Bei Kindern gehen Migräneanfälle häufiger in Schlaf über als bei Erwachsenen, und Schlaf führt meist zum Ende der Attacke.

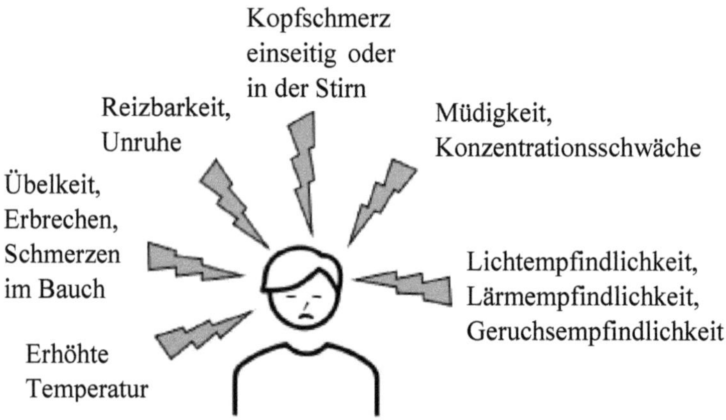

Mögliche Migränesymptome bei Kindern und Jugendlichen

In manchen Fällen erleben auch Kinder Aura-Phasen. Dabei sind Sehstörungen, ähnlich wie bei Erwachsenen, am häufigsten. Es können jedoch auch Sprach- oder Empfindungsstörungen und sogar Lähmungserscheinungen auftreten. Manchmal kommt das sogenannte „Alice im Wunderland" Phänomen vor, bei dem Kinder oder Jugendliche Teile ihres Körpers oder Gegenstände im Raum als größer oder kleiner erleben, als sie es tatsächlich sind.

Wenn eine Migräne diagnostiziert wurde, gibt es die Möglichkeit, die weitere Behandlung mit der Kinderärztin zu gestalten oder spezialisierte Kinderneurologen und Kinderschmerztherapeutinnen aufzusuchen, von denen es leider bisher nur wenige gibt. Die MigräneLiga e.V. Deutschland und die Deutsche Kopfschmerzgesellschaft geben auf Anfrage Auskunft über Spezialist*innen für die Behandlung von Kindern und Jugendlichen.

Die richtige Behandlung finden

Besonders bei Kindern und Jugendlichen ist ein ganzheitlicher Ansatz in der Behandlung von großer Bedeutung. Es ist wichtig, im täglichen Leben das körperlich-seelische Gleichgewicht des Kindes zu erhalten bzw. wiederherzustellen. Nur so kann der Körper gestärkt und verhindert werden, dass sich Krankheitsmechanismen, wie z. B. ein Schmerzgedächtnis oder eine ungesunde Lebensführung, etablieren.[147] Ein gestärktes Kind, das in einem regelmäßigen Alltagsrhythmus lebt, ist darüber hinaus weniger anfällig für jede Art von Risikofaktoren. Durch eine ausgewogene Behandlung mit nicht-medikamentösen Ansätzen lernen Kinder und Jugendliche rechtzeitig den richtigen, verantwortungsvollen Umgang mit Medikamenten und werden davon auch als Erwachsene profitieren.

Die im weiteren Verlauf beschriebenen Maßnahmen sind hier im „*Donut gegen Migräne*" zusammengefasst.

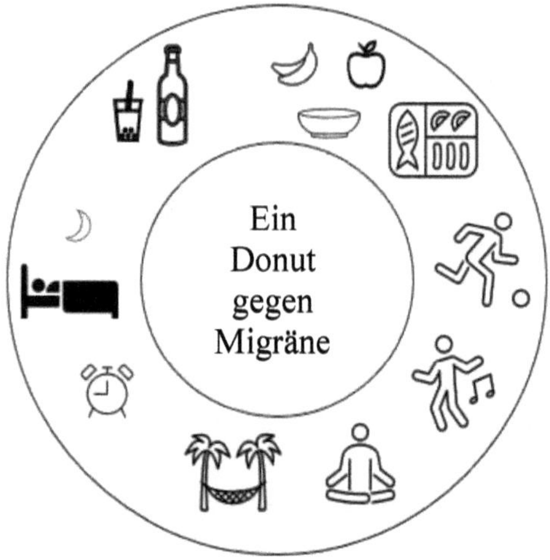

Vorbeugende Maßnahmen gegen Migräne

Bevor Eltern ihrem Kind Medikamente gegen Kopfschmerzen verabreichen, sollten sie auf jeden Fall eine Ärztin oder einen Arzt konsultieren. Sie oder er wird sie bei der richtigen Auswahl unterstützen und über Risiken und Nebenwirkungen informieren.

Zu Beginn der Therapie werden Ärzt*innen außerdem anregen, dass das Kind über mindestens 12 Wochen ein Kopfschmerztagebuch führt, wenn das nicht schon vorher geschehen ist. Dieses Tagebuch, das auch immer eine Grundlage für die folgenden Kontrolltermine sein wird, macht es möglich, den Erfolg der Behandlung zu erkennen. Für manche jungen Patient*innen hilft schon allein das regelmäßige Ausfüllen des Tagebuchs, um die Zahl der Attacken zu reduzieren.

Vorbeugende Maßnahmen

Während für Erwachsene mit häufigen Migräneattacken die Einnahme von vorbeugenden Medikamenten hilfreich sein kann, ist das für Kinder und Jugendliche keine erfolgsversprechende Möglichkeit. Hierfür gibt es zwei Gründe. Erstens führen prophylaktische Medikamente bei jungen Menschen zu häufigeren und schwereren Nebenwirkungen, zweitens zeigen klinische Studien, die sich mit dieser Frage beschäftigen, immer wieder, dass vorbeugende Medikamente bei Kindern und Jugendlichen keinen Vorteil gegenüber Placebos haben.

Da keine vorbeugenden Medikamente in Frage kommen, ist es für Kinder und Jugendliche mit regelmäßigen Migräneattacken besonders wichtig, auf nicht-medikamentöse Maßnahmen zurückzugreifen. So ist z. B. das Erlernen einer geeigneten Entspannungsmethode für ein Kind deutlich wertvoller und hilfreicher als Medikamente. Im Kapitel *Die nicht-medikamentöse Behandlung* werden die verschiedenen Methoden detailliert beschrieben.

Das Alter und der Charakter des Kindes sind entscheidend für die Auswahl der geeigneten Maßnahmen. Bei jüngeren Kindern sind Fantasiereisen eine gute Möglichkeit zur Entspannung. Die Progressive Muskelentspannung nach Jacobson kann von Kindern ab 6 Jahren und von Jugendlichen erlernt werden. Kurse werden z. B. von Volkshochschulen oder Krankenkassen angeboten. In der Migräne App der Techniker Krankenkasse findet man, neben anderen wertvollen Quellen, eine Anleitung für die kindgerechte Progressive Muskelentspannung.

Auch eine kognitive Verhaltenstherapie kann von großem Nutzen sein. Das wurde in mehreren Vergleichsstudien gezeigt. Bei einer dieser Studien, die in den USA durchgeführt wurde, bekamen 135 Kinder und Jugendliche mit 5 oder mehr Migränetagen im Monat, die vorbeugend Amitryptilin als Medikament einnahmen, über 20 Wochen entweder eine sogenannte Kopfschmerzerziehung oder sie nahmen an einer kognitiven Verhaltenstherapie teil. Bei der Kopfschmerzerziehung wurde ihnen erklärt, was Migräne ist und wie sie durch einen regelmäßigen Tagesablauf, regelmäßige Mahlzeiten und durch Sport Attacken verhindern können. Die kognitive Verhaltenstherapie zielte darauf ab, ungünstige Denk- und Verhaltensmuster zu erkennen und zu verstehen, wie diese das Auftreten von Migräneattacken beeinflussen können (siehe Kapitel *Die nicht-medikamentöse Behandlung*).

In der Gruppe der Kinder, die eine Verhaltenstherapie gemacht hatten, erreichten am Ende 47 % vier oder weniger Migränetage im Monat, 32 % von ihnen sogar drei oder weniger. Auch die Kopfschmerzerziehung war hilfreich, aber nicht in demselben Ausmaß. In dieser Gruppe hatten 20% der Kinder vier oder weniger und 16 % drei oder weniger Schmerztage. Kognitive Verhaltenstherapie hatte also einen überzeugend positiven Effekt auf die Zahl der Attacken bei Kindern und Jugendlichen mit häufiger Migräne.[148]

Eine weitere sehr nützliche vorbeugende Maßnahme ist es, regelmäßig, d. h. mindestens zwei- bis dreimal in der Woche Sport zu treiben. Welche Sportarten besonders in Frage kommen wird im Kapitel *Die nicht-medikamentöse Migränebehandlung* genau erklärt. Durch Sport wird nicht nur das körperliche Wohlbefinden und das Vertrauen in die eigene Leistungsfähigkeit gestärkt, sondern auch das Selbstwertgefühl und die Widerstandskraft gegenüber psychischer Belastung. Außerdem werden durch Sport Endorphine ausgeschüttet, die als körpereigene Schmerzstiller wirken können. Bewegung beugt darüber hinaus Übergewicht vor, das ein Risikofaktor für Migräne auch bei Kindern und Jugendlichen ist.

Um Kindern und Jugendlichen die verschiedenen Strategien zur Vorbeugung gegen Migräneattacken nahe zu bringen, hat die Schmerzklinik Kiel in Zusammenarbeit mit der Technikerkrankenkasse das Trainingsprogramm **„Stopp den Kopfschmerz“** entwickelt. Eine Studie der Universität Göttingen hat die Wirksamkeit des Programms untersucht. Sie konnten zeigen, dass 60 % der teilnehmenden Kinder am Ende des 8-wöchigen Programms **„Stopp den Kopfschmerz“** deutlich weniger Kopfschmerztage hatten und dass die Einnahme von Medikamenten um 40 % reduziert werden konnte.

Es wurde für Teilnehmer*innen zwischen 8 und 14 Jahren entwickelt und steht allen offen, die nach ärztlicher Diagnose seit mindestens 6 Monaten an primären Kopfschmerzen, wie Migräne oder Spannungskopfschmerz, leiden. In Gruppenkursen lernen die Kinder und Jugendlichen alles, was sie für eine kompetente Selbsthilfe brauchen. In den jeweils 90-minütigen Einheiten erklären erfahrene Kursleiter die folgenden Themen:

- Der Kopfschmerzdurchblicker – Informationen über den Schmerz
- Der Entspannungs-Chef – Erlernen einer Entspannungsübung
- Der Stress-Manager – Identifikation von Kopfschmerz-Auslösern
- Der Gedanken-Spezialist – Schwarzmalen und Hellsehen
- Der Aufmerksamkeits-Checker – Aufmerksamkeit und Kopfschmerz
- Der Ich bin O.K.-Meister – Selbstsicherer Umgang mit Freunden und Familie
- Der Problem-Fighter – Problembewältigung
- Der Kopfschmerz-Experte – Rückschau und Vorausplanung
- Abschlussgespräch – Kind – Eltern – Therapeut

Das Programm wird in Schmerzkliniken und Schmerzpraxen in ganz Deutschland angeboten. Die Krankenkassen unterstützen dieses Angebot und übernehmen die Kosten.

Neben den therapeutischen Ansätzen, die für alle jungen Menschen mit Migräne hilfreich sind, gibt es für jedes Kind auch individuelle

Schwerpunkte. Diese hängen von den Auslösefaktoren ab, die für das jeweilige Kind wichtig sind. Um zukünftigen Migräneanfällen vorzubeugen, ist es hilfreich, die Umstände und Faktoren zu erkennen, die bei einem Kind eine Migräneattacke auslösen können. Diese sollten dann durch Anpassung des Verhaltens bzw. des Lebensalltags berücksichtigt werden.

Auslösefaktoren erkennen

Faktoren, die eine Migräneattacke begünstigen können, sind für Kinder, Jugendliche und Erwachsene ähnlich. Es ist daher hilfreich, zu diesem Thema auch das Kapitel *Trigger – Auslöser oder Risikofaktor?* zu Rate zu ziehen. Dort wird detailliert dargestellt, wie z.B. Stress zu Migräneattacken führen kann. Hier soll der Schwerpunkt auf die Konsequenzen gelegt werden, die ausgewählte Risikofaktoren für den Alltag von Kindern und Jugendlichen haben. Allerdings ist es wichtig, einzelne Trigger nicht zu ernst zu nehmen, denn kein Trigger allein löst immer direkt eine Migräneattacke aus. Das Vermeiden von Risikofaktoren kann hilfreich sein, sollte aber nicht zum Stressfaktor werden.

Stress kann auch bei Kindern und Jugendlichen ein wichtiger Riskofaktor für Migräne sein. Dabei spielt es keine Rolle, ob es sich um positiven oder negativen Stress handelt. Die Aufregung wegen einer bevorstehenden Party kann ebenso Migräne auslösen, wie die Angst vor einer Prüfung.

Auch **körperlicher Stress** ist ein Riskofaktor. Er kann durch innere oder äußere Umstände ausgelöst werden. Innere Faktoren, die körperlichen Stress auslösen können, sind:

- Überanstrengung
    - verursacht Abfall des Blutzuckerspiegels,
    - verursacht direkt körperlichen Stress,
- unregelmäßiger Schlaf/Wachrhythmus,
- unregelmäßiges Essen bzw. Auslassen von Mahlzeiten, weil man z. B. zu spät aufgestanden ist.

Äußere Faktoren, die körperlichen Stress auslösen können, sind z. B.:

- schwüles Wetter, große Hitze, plötzliche Wetterveränderung,
- ungünstige räumliche Bedingungen, wie schlecht gelüftete und überhitzte Räume, Kälte oder Windzug,
- plötzlich veränderte Lichtverhältnisse,
- Lärm und starke Gerüche,
- Druck auf den Kopf durch Haarbänder, Haarreifen, Mützen, Schwimmbrillen, Helme.

Bei Gerüchen ist es unabhängig davon, ob es sich um angenehme oder unangenehme Gerüche handelt. Kinder und Jugendliche mit Migräne reagieren besonders empfindlich z. B. auf Tabakrauch oder den Geruch von Deodorants oder Parfum.

Da wiederholte Lichtveränderungen Migräne auslösen können, ist die Position des Schreib- oder Arbeitstisches für einen jungen Menschen sehr wichtig. Der Schreibtisch sollte nicht frontal vor dem Fenster stehen, da ein Kind oder Jugendlicher in diesem Fall immer, wenn es den Kopf hebt, eine Lichtveränderung erlebt.[149] Das kann auch in der Schule von großer Bedeutung sein. Auch hier sollte ein Kind so sitzen, dass es nicht ständig wechselnden Lichtverhältnissen ausgesetzt ist.

Besonders belastend können die Lichtverhältnisse immer dann werden, wenn das Licht stark glitzert, wie z. B. auf einer Wasseroberfläche, am Strand oder im Schnee. Eine gute Sonnenbrille ist für Kinder und Jugendliche mit Migräne daher sehr hilfreich. Auch flackerndes Licht auf Autofahrten oder in Diskotheken kann zum Auslöser einer Migräne werden.

Psychischer Stress entsteht für Kinder und Jugendliche z. B. durch Leistungsdruck, getrieben durch den Wunsch nach Erfolg, aber auch durch Ängste, wie z. B. der Angst bei einer Klassenarbeit oder einer anderen Prüfung zu versagen. Es versteht sich von selbst, dass Eltern hier keinen Druck aufbauen sollten. Aber was, wenn das Kind sich diese hochgesteckten Ziele selbst setzt?

Hier können Eltern ihrem Kind helfen, realistische Ziele zu finden und große Aufgaben in kleine Schritte zu unterteilen, die sich mit akzeptablem Aufwand erzielen lassen. Es kann sehr hilfreich sein, wenn Eltern vor der bedrohlichen Klassenarbeit mit ihrem Kind besprechen, was passieren könnte, wenn es schief geht. Man kann nicht früh genug lernen, dass kein Mensch perfekt ist und jeder Fehler macht. Es ist außerdem gut, einem Kind zu erklären, wie es Stress erkennen kann. Es sollte die Signale erkennen, die sein Körper aussendet, wenn er gestresst ist. Wenn ein Kind schlecht und unruhig schläft, nichts essen möchte, reizbar ist oder unaufmerksam, dann können das Zeichen für Stress sein. Eltern können hier helfen, indem sie mit ihrem Kind darüber sprechen und es dabei anleiten, seinen Gefühlen auf den Grund zu gehen.

Auch häufiges Fernsehen kann durch aggressive und belastende Inhalte psychischen Stress erzeugen, genauso wie die exzessive Nutzung des Smartphones. Das gleiche gilt für Computerspiele. Ein weiterer Faktor kann laute, aufpeitschende, hämmernde Musik sein.

Manche der hier genannten Risikofaktoren kann man problemlos vermeiden oder ändern, andere lassen sich jedoch nicht beeinflussen. Junge Menschen wollen gut in der Schule sein, einen guten Test schreiben oder an wichtigen Veranstaltungen, wie Aufführungen, teilnehmen. Sie freuen sich auf Partys oder Sportwettkämpfe. Es ist normal, dass solche Ereignisse im Vorfeld zu Unruhe und Aufgeregtheit führen und das wiederum führt bei manchen leider zu Migräne. Es ist daher wichtig, sich auf die Trigger zu konzentrieren, die beeinflussbar sind, ohne sein Kind gänzlich aus seinem sozialen Leben auszugrenzen. Die beste Grundlage dafür ist ein regelmäßiger Lebensalltag mit festen Mahlzeiten und Schlafenszeiten. Dadurch werden gleich mehrere Risikofaktoren adressiert (s.u.).

Bestimmte **Lebensmittelbestandteile** können für manche Kinder möglicherweise ebenfalls zum Migräneauslöser werden. Besondere Beachtung verdienen hier gepökelte Würste oder reifer Käse, Pizza und der Geschmacksverstärker (Mono)Natriumglutamat, der in vielen Lebensmitteln oder Snacks, wie Kartoffelchips, enthalten ist. Für Koffein ist die Lage etwas komplizierter. In kleinen Mengen kann Koffein eine Attacke bekämpfen in größeren Mengen zum Migräneauslöser werden. Das gilt besonders, wenn man regelmäßig größere Mengen Koffein zu sich nimmt, und dann plötzlich damit aufhört. Während Kinder in der Regel keine koffeinhaltigen Getränke trinken, sieht die Situation für Jugendliche anders aus. Coca Cola oder besonders Energydrinks können große Mengen an Koffein enthalten, und deshalb für Jugendliche mit Migräne zum Problem werden. Weitere Informationen zu diesem Thema sind im Kapitel *Ernährung und Migräne* zu finden.

Akuttherapie

In der Therapie der akuten Migräneattacke können bei jungen Menschen auch Medikamente in Frage kommen. Im Folgenden soll darauf kurz eingegangen werden. Diese Informationen können jedoch auf keinen Fall das Gespräch mit der behandelnden Fachärzt*in ersetzen. Eltern sollten selbstverständlich Medikamente nicht im Eigenversuch an ihren Kindern ausprobieren.

Tritt vor oder/und während einer Migräneattacke Übelkeit und Erbrechen auf wird die Ärzt*in vielleicht vorschlagen, zunächst mit einem Wirkstoff gegen Übelkeit zu beginnen. Dies zielt darauf ab, eine verbesserte Resorption und Wirkung des Schmerzmittels zu erreichen, aber auch etwas gegen die Übelkeit zu tun. Die Ärztin oder der Arzt werden hier bei der Auswahl und der Dosierung des Medikaments sehr vorsichtig vorgehen, da die dafür empfohlenen Medikamente bei Kindern unerwünschte Nebenwirkungen hervorrufen können, wie z.B. Muskelfunktionsstörungen.[150] In der Regel wird dann nach etwa 15 Minuten das Schmerzmittel in der altersgerechten Dosierung verabreicht.

Nach Einnahme des Medikaments sollte das Kind zumindest für eine Weile in einem geschützten, ruhigen und dunklen Raum ausruhen. Schlaf ist für Kinder und Jugendliche in der Bewältigung einer Migräneattacke noch hilfreicher als für Erwachsene. Auch eine kühle Kompresse für den Kopf kann Erleichterung bringen.

Wenn Eltern ihren Kindern oder Jugendlichen Schmerzmittel geben, sollte dies grundsätzlich nur in Absprache mit einer Ärztin oder einem Arzt geschehen. Zudem sollten sie bei der medikamentösen Behandlung immer die 10/20 Regel beachten, um einen Medikamentenübergebrauchskopfschmerz zu verhindern. Diese Regel besagt, dass es zu einem, durch die Medikamente verursachten, Dauerkopfschmerz kommen kann, wenn regelmäßig an mehr als 10 Tagen im Monat Schmerzmittel eingenommen werden. Pro Monat sollten also immer mindestens 20 Tage frei von Schmerzmedikamenten sein. Im Kapitel *Die Medikamentöse Behandlung* werden die Zusammenhänge genau erklärt. Um die Einnahme der Medikamente im Blick zu behalten, ist das sorgfältige dokumentieren im Kopfschmerzkalender sehr wichtig.

Seit kurzem gibt es eine weitere Möglichkeit für die Behandlung der akuten Migräneattacke. Diese basiert auf der Neuromodulation, die im

Kapitel *Die nicht-medikamentöse Behandlung* näher erklärt wird. Mit Geräten, die elektrische oder magnetische Impulse an den Körper abgeben, werden die Schmerzempfindung oder die Störung der Nervenaktivität beeinflusst, die für Migräneattacke verantwortlich ist.

Seit 2024 ist in Deutschland ein Neuromodulationsgerät für die akute Behandlung von Migräne bei Jugendlichen ab 12 Jahren zugelassen. Dieses kleine Gerät, genannt „Nerivio“ von der israelischen Firma Theranica, wird wie ein Pflaster auf die Haut geklebt und mit einer Manschette am Oberarm befestigt. Gesteuert über eine Smartphone App sendet Nerivio kurze elektrische Pulse an Nerven im Oberarm, die normalerweise für die Schmerzempfindung zuständig sind. Dadurch sollen keine Schmerzen ausgelöst werden, aber die Nervenfasern aktiviert und das Signal an das Stammhirn weitergeleitet werden. Im Stammhirn angekommen, blockiert das Nervensignal die Reize des Migränekopfschmerzes, die hier ebenfalls verarbeitet werden. Auf diese Weise soll die akute Attacke abgeschwächt oder sogar beendet werden können.

In der Zulassungsstudie an 39 Jugendlichen im Alter von 12 - 17 Jahren, die mindestens 3 Migräneattacken im Monat hatten, spürten 71 % der Teilnehmer nach 2 Stunden eine deutliche Erleichterung und 35 % waren schmerzfrei. [151] Laufende Studien mit mehr als 1000 erwachsenen Anwender*innen bringen weitere Ergebnisse. [152] Nebenwirkungen sollen, außer Kribbeln oder Hautrötung, sehr selten sein. Eindeutige Gegenanzeigen sind Implantate, wie Herzschrittmacher, Metallplatten oder Schrauben im Arm, sowie Epilepsie oder andere schwere neurologische Erkrankungen. Liegen solche Gegenanzeigen nicht vor, soll Nerivio ein Gerät sein, das, laut Studien, von Jugendlichen wegen der einfachen Handhabung gerne eingesetzt wird. Natürlich muss auch die Anwendung eines Neuromodulationsgerätes bei Jugendlichen vorher mit der behandelnden Ärztin oder dem Arzt abgeklärt werden. Die Kosten müssen Anwender*innen derzeit leider selbst übernehmen.

Wie können Eltern ihr Kind unterstützen?

Eltern spielen in der Migränetherapie ihres Kindes eine wichtige Rolle. Sie sind Krankenpfleger während der Attacke und im normalen Alltag können sie für einen regelmäßigen Tagesrhythmus des Kindes sorgen. Außerdem ist der eigene Umgang mit Schmerzen und der Einnahme von Schmerzmitteln für die Kinder ein wichtiges Vorbild.

Eltern wünschen sich, dass ihre Kinder ein unbeschwertes, glückliches, aktives Leben führen können. Es ist daher natürlich, dass sie sich Sorgen machen, wenn klar wird, dass ihr Kind unter Migräne leidet. Möglicherweise kennen sie diese Krankheit selbst nur zu gut und sie fühlen sich unberechtigterweise schuldig, weil ihr Kind diese Last von ihnen geerbt hat. Wenn sie selbst Migräne haben, können Eltern allerdings auch das Leid ihrer Kinder besonders gut verstehen und bei der Betreuung aus einem reichen Erfahrungsschatz schöpfen.

Besonders wenn Eltern selbst keine Migräne kennen, sollten sie sich bewusst machen, dass eine akute Migräneattacke überwältigend und angsteinflößend sein kann. Es kann daher sehr hilfreich sein, das Kind daran zu erinnern, dass die Symptome wieder verschwinden werden. Es tut einem Kind gut, wenn Eltern ihm versichern, dass die Aura und der Schmerz kein Dauerzustand sind und dass es ihm schon bald wieder gut gehen wird.

Kinder mit Migräne fühlen sich manchmal alleingelassen und ausgegrenzt, weil sie an Vielem nicht teilhaben können, wenn sie mal wieder eine Attacke haben. Es ist wichtig, dass Eltern auf solche Gefühle ihrer Kinder eingehen und ihnen helfen, zu verstehen, was da vor sich geht. Allerdings sollten sie versuchen, selbst nicht zu überbesorgt oder ängstlich zu reagieren. Denn es hat sich gezeigt, dass so eine Überreaktion der Eltern einen nachteiligen Effekt auf das Schmerzempfinden der Kinder haben kann.

Dieser Zusammenhang wurde in einer kleinen Studie mit 95 Kindern und Jugendlichen untersucht. Wohlmeinendes Verhalten der Eltern, wie z. B. Kinder bereitwillig von (Schul-) Aktivitäten zu entschuldigen, ihnen deutlich mehr Aufmerksamkeit während der Schmerzphase zu schenken oder häufig nach den Schmerzen zu fragen, führte laut Studie dazu, dass die Kinder ihre Schmerzen stärker empfanden. Auch wenn Eltern in schlechter Stimmung waren, verschlechterte sich der Schmerz der Kinder.[153] Die Konsequenz kann natürlich nicht sein, dass Eltern ihre Kinder mit den Schmerzen allein lassen oder keine Rücksicht auf die Migräneattacke nehmen, aber sie sollten versuchen, diese nicht zu katastrophisieren. Das Wissen, das das Verhalten der Eltern für das Schmerzempfinden des Kindes eine wichtige Rolle spielt, kann helfen, gemeinsam mit dem Kind das richtige Maß im Umgang mit der Krankheit zu finden.

Einen regelmäßigen Tagesrhythmus etablieren

Die zweite wichtige Aufgabe, die Eltern haben, ist, ihr Kind körperlich zu stärken und dadurch dafür zu sorgen, dass der Effekt der Trigger abgemildert wird.

Der regelmäßige Tagesrhythmus mit festen Mahl- und Schlafenszeiten ist die beste Vorbeugemaßnahme gegen Migräne! Wenn es Eltern gelingt, eine Tagesroutine zu finden, die dazu führt, dass ihr Kind ausreichend und regelmäßig schläft, isst, Zeit für Schule und andere Aktivitäten hat und genug Pausen, um die Seele baumeln zu lassen, dann haben sie eine Reihe von Triggern fest im Griff.

Regelmäßige Mahlzeiten sind wichtig, weil das Gehirn eines Menschen mit Migräne besonders aktiv ist und daher ständig Energie verbraucht. Die Energieversorgung wird über die Ernährung gewährleistet. Besonders das Frühstück ist entscheidend, da der Körper während der langen Schlafphase in der Nacht den Energievorrat aufgebraucht hat. Ein nahrhaftes, am besten warmes Müsli ist dafür besonders gut geeignet. Das Kind sollte dafür die Zeit bekommen, die es braucht und lieber etwas früher aufstehen, als länger zu schlafen und dann das Frühstück ausfallen zu lassen.

Manchen Kindern und Jugendlichen fällt es schwer, morgens etwas zu essen. Dann könnten Smoothies mit Joghurt, Instant-Haferflocken und Früchten eine Lösung sein. Auch Müsliriegel und Nüsse sind eine Alternative und eine gute Ergänzung zum Pausenbrot. Die gute Nachricht für Kinder und Jugendliche mit Migräne ist, dass sie jederzeit Zugang zu gesunden Snacks haben sollten. Ein Schulbrot ist ebenso wichtig wie eine kleine Zwischenmahlzeit am Nachmittag. Wenn ein Kind besonders morgens nach dem Aufwachen über Migräne klagt, kann es hilfreich sein, wenn es abends vor dem Einschlafen noch ein kleines Müsli, eine Banane oder ein Brot isst.

Für jedes Kind ist es wichtig, nachts ausreichend, d.h. 8 - 9 Stunden, zu schlafen. Ganz besonders gilt das allerdings für Kinder und Jugendliche mit Migräne. Es hilft ihnen darüber hinaus sehr, wenn sie an jedem Tag in der Woche zur selben Zeit zu Bett gehen und aufstehen. Der Schlaf ist besonders entspannt, wenn spätestens eine Stunde vor dem Einschlafen alle elektronischen Geräte ausgeschaltet werden. Das lässt sich am besten erreichen, wenn im Zimmer des Kindes keinerlei elektronische Geräte stehen.

Je älter die Kinder werden, desto schwieriger wird das Thema „Schlafenszeiten“ sein. Teenager machen gerne die Nacht zum Tage und wollen an freien Tagen bis mittags schlafen. Trotzdem lohnt es sich für die Gesundheit eines Kindes, wenn Eltern den Konflikt nicht scheuen und immer wieder versuchen, feste Schlafenszeiten zu etablieren. Aber wer bringt es schon übers Herz, einen selig schlafenden Teenager am Wochenende um 7 Uhr morgens zu wecken. Wenn ein junger Mensch jedoch zur Wochenendmigräne neigt, dann gibt es eine nicht ganz so drastische Lösung. Eltern könnten ihr Kind kurz zur normalen Aufstehzeit wecken und ihm einen kleinen Snack oder zumindest etwas zu trinken geben (s. o.). Danach kann es gleich weiterschlafen. Durch die kurze Unterbrechung ist dafür gesorgt, dass der Blutzuckerspiegel nicht zu stark abfällt und das Gehirn mit ausreichend Energie versorgt wird.

Manche Kinder haben Probleme nachts durchzuschlafen. Hier könnte auch Schlafapnoe die Ursache sein. Es handelt sich dabei um Atemstörungen während des Schlafens. Wenn ein Kind schnarcht, häufig während der Nacht aufwacht oder tagsüber sehr müde ist, obwohl es scheinbar die ganze Nacht geschlafen hat, dann ist es wichtig, die Möglichkeit einer Schlafapnoe mit der Ärztin oder dem Arzt zu besprechen.

Aus dem Leben junger Menschen sind Smartphones, Spielkonsolen, Fernsehen und Computer nicht mehr weg zu denken. Ein ungebremster Umgang mit diesen Geräten kann jedem Kind auf vielfältige Weise schaden und es ist die Aufgabe der Eltern, ihre Kinder beim klugen Umgang mit Unterhaltungselektronik zu unterstützen. Das gilt besonders für Kinder mit Migräne, da der Dauerkonsum von elektronischen Medien das ohnehin besonders aktive Gehirn noch stärker belastet. Zeit vor dem Computer bremst das Kind außerdem von der gesunden Bewegung aus. Eltern können hierfür Regeln aufstellen, die die Nutzungszeiten festlegen. Außerdem ist es wichtig, dass sie die Inhalte im Auge behalten, um ihre Kinder vor Überforderung zu schützen. Die Bundeszentrale für gesundheitliche Aufklärung hat hierzu einen hilfreichen Leitfaden mit 10 Empfehlungen herausgegeben.[154]

Ein Rettungspaket schnüren

Es ist gut, wenn Eltern vorsorgen. Wenn eine Migräneattacke da ist, sollte alles bereit sein, was ihrem Kind bei der Linderung seiner Schmerzen helfen kann. Idealerweise können Eltern eine kleine Tasche packen, die die folgenden Dinge enthalten könnte:

- Eine Schlafmaske oder Sonnenbrille gegen das schmerzhafte Licht,
- Ohrstöpsel gegen den schmerzhaften Lärm,
- eine kleines Kühl- oder Wärmekissen
- eventuell Pfefferminzöl, das man auf die Schläfen reiben kann (vorher testen, denn nicht jedes Kind mag bzw. verträgt ätherische Öle),
- bei Bedarf ein Schmerzmittel,
- bei Bedarf ein Mittel gegen Übelkeit,
- ein kleiner Snack.

Diese Tasche kann das Kind auch in die Schule mitnehmen oder wenn es bei Freunden übernachtet.

Auch mal Fünfe gerade sein lassen

Kinder und Jugendliche mit Migräne müssen auf Vieles verzichten und werden oft dazu angehalten, vernünftig zu sein. Sie sollen regelmäßige Schlaf- und Mahlzeiten einhalten, sich nicht überanstrengen aber in gesundem Maß bewegen und möglichst wenig elektronische Medien nutzen. All das ist hilfreich und richtig, aber Kinder sollten auch manchmal über die Stränge schlagen dürfen. Starr auf die Vermeidung von Auslösefaktoren zu beharren, kann selbst zum Stressfaktor werden. Das Ziel der Stärkung des Kindes durch einen regelmäßigen Lebensalltag und durch Entspannungsübungen ist es, die Wirkung der Trigger zu dämpfen. Aber selbst, wenn am nächsten Tag eine Migräne droht, kann es gut für die Seele sein, z. B. für einen Übernachtungsbesuch mit Mitternachtsparty das Risiko einzugehen.

Der Kontakt zur Schule

Migräne ist von außen nicht zu erkennen. Aus diesem Grund müssen sich Kinder und Jugendliche, wenn der Kopfschmerz sie in der Schule erwischt, manchmal regelrecht dafür rechtfertigen, dass sie auf einmal nicht mehr mitmachen können. Besonders, wenn ein Kind häufiger an Migräneattacken leidet, ist es sinnvoll, zumindest die/den Klassenlehrer*in zu informieren. Ein Brief der behandelnden Ärztin kann dafür sehr hilfreich sein. In diesem Brief sollte erklärt werden, was es mit der Migräne auf sich hat, damit die Lehrer das Leid des Kindes verstehen und die richtigen Schritte einleiten können.

Auch die Broschüre der MigräneLiga e.V. Deutschland „*Migräne und Kopfschmerzen bei Kindern und Jugendlichen*“ bietet sich als Informationsmaterial für das Lehrerkollegium an. Sind die Lehrer*innen eines Kindes gut informiert und mit den Eltern im Austausch, können sie womöglich bei der Einnahme eines Medikaments behilflich sein und dem Kind einen Rückzug in einen Ruheraum ermöglichen, wenn eine Attacke während des Unterrichts beginnt. Sollte ein solcher Raum in der Schule nicht vorhanden sein, könnten Eltern das in der Schule ihres Kindes anregen. Für jedes kranke Kind, das in der Schule darauf wartet, abgeholt zu werden oder nach Hause gehen zu dürfen, ist es schön, wenn es sich zurückziehen kann. Läuft es gut und eine Migräneattacke kann abgewendet werden, muss das Kind nicht wieder den ganzen Schultag verpassen. Wenn die Schule über die Erkrankung informiert ist, ist auch die Akzeptanz für häufige Fehlzeiten größer und es wundert sich niemand, wenn das Kind nach dem Abklingen der Attacke möglicherweise später doch noch zur Schule kommen kann.

Betrachtet man die Häufigkeit von Kopfschmerzen und Migräne bei Schulkindern, sind in einer Schulklasse vermutlich mehrere Kinder, die unter Kopfschmerzen leiden. Dies ist ein ernst zu nehmendes Problem, insbesondere weil in Studien gezeigt werden konnte, dass

Kopfschmerzen ein wesentlicher Grund für die Entstehung von Suchtverhalten und Drogenmissbrauch bei Jugendlichen sein können. Daher ist es möglicherweise eine gute Idee, wenn Eltern, deren Kinder unter Kopfschmerzen und Migräne leiden, in der Schule anregen, das Thema Kopfschmerzbewältigung im Unterricht zu behandeln. Im Rahmen der „*Aktion Mütze – Kindheit ohne Kopfzerbrechen*“ hat Prof. Hartmut Göbel von der Schmerzklinik in Kiel zusammen mit der Lehrerin Karin Frisch die Unterrichtseinheit „Mütze hat den Kopfschmerz satt“ erarbeitet. Hier wird in drei Schulstunden erklärt, welche Arten von Kopfschmerzen es gibt, wie sie entstehen können und was man dagegen tun kann. Die Unterrichtsmaterialien, die für die Klassenstufe 7 entwickelt wurden, werden im Internet kostenlos zur Verfügung gestellt.

Angesichts der Bedeutung, die Kopfschmerzen für Kinder heute haben, fordert Prof. Göbel zu Recht, dass dieses Thema in der schulischen Ausbildung der Kinder berücksichtigt wird:

„Ebenso wie Anfang des 20. Jahrhunderts erkannt wurde, dass zur Gesunderhaltung der Zähne in den Schulen gelehrt werden muss, wie man Zähne putzt und sich gesund ernährt und ebenso wie zum gleichen Zeitpunkt verstärkt Aufmerksamkeit auf den Sportunterricht gelenkt wurde, um die physische Gesundheit zu erhalten, so muss heute in den Schulen besonders die Gesunderhaltung des Nervensystems beachtet werden. Dazu gehören zumindest das frühe Erlernen von Entspannungstechniken, die regelmäßig geübt werden sollten, Techniken zur Stressbewältigung, Informationen zur Gestaltung eines regelmäßigen Tagesablaufes, arbeitspsychologische Unterweisung, Gesundheits-lehre hinsichtlich einer adäquaten Ernährung und Schlafhygiene. Diese Maßnahmen wären einfach durchzuführen. Aufgrund der bekannten Grundlagen von Kopfschmerzen kann erwartet werden, dass damit der stetige Anstieg der Kopfschmerzhäufigkeit im Schulalter gesenkt werden könnte.“[155]

Was kann ein junger Mensch selbst tun?

Kinder und Jugendliche stehen im Mittelpunkt aller Maßnahmen, die in diesem Kapitel vorgestellt wurden, und je eher sie lernen, ihre Krankheit zu verstehen, desto besser ist es. Dafür gibt es zwei gute Gründe. Der erste ist, dass es eine wichtige und heilsame Erkenntnis ist, wenn man weiß, dass man selbst etwas für seine Gesundheit tun kann. Jeder Mensch, der Migräne hat, kennt auch das Gefühl, ausgeliefert zu sein. Migräneattacken kommen immer ungelegen und man fühlt sich schnell als Opfer und empfindet Hilflosigkeit.

Zu lernen, dass man selbst vorsorgen kann, ist daher ein Meilenstein im Leben mit Migräne. Wenn ein Kind oder ein Jugendlicher weiß, dass sein Verhalten Einfluss auf die Kopfschmerzen hat, wird es sich ganz von allein bemühen, gut für sich selbst zu sorgen. Damit sind wir bei Grund zwei. Eltern können nicht permanent neben ihrem Kind stehen und die Einhaltung der Regeln veranlassen. Sie brauchen auf jeden Fall ihre Mitarbeit. Wenn ein Kind versteht, warum es wichtig ist, dass es z. B. sein Pausenbrot isst, dann fällt es ihm leichter, auch selbst darauf zu achten. Mit Hilfe am Ende des Kapitels aufgelisteten Informationsmaterialien ist es möglich, auf verständliche Art alles zu vermitteln, was ein Kind wissen muss, um gut mit Migräne zu leben.

Ab dem 7ten Lebensjahr können Kinder, vielleicht mit ein wenig Motivation durch die Eltern, ihr Kopfschmerztagebuch selbständig führen. Beobachtungen zeigen, dass bei 10-15 % der jungen Patient*innen sich allein dadurch die Kopfschmerzen soweit verbessern können, dass es keiner weiteren Behandlung mehr bedarf.[156] Durch das selbständige Führen des Kopfschmerztagebuchs wird außerdem vermieden, dass Eltern immer wieder nach den Kopfschmerzen fragen und dadurch eventuell zu einer Verschlechterung der Schmerzen beitragen.

Das Ziel einer erfolgreichen Migränetherapie ist es, dass ein junger Mensch ein unbelastetes Leben führt, in dem er Zeit für Schule und

Freunde hat, regelmäßig isst und schläft und für seine Entspannung sorgt. Eltern sollten ihr Kind dabei, soweit es nötig ist, unterstützen, aber es auch ermutigen, die nötigen Verhaltensmaßnahmen selbst in die Hand zu nehmen.

Wenn die Migräne Ausbildung oder Studium erschwert

Nach dem Ende der Schulzeit steht für junge Menschen eine Berufsausbildung oder ein Studium an. Eine Migräneerkrankung ist hierfür kein Hindernis, kann aber zur Belastung werden. An den Universitäten und Berufsschulen gibt es Anlaufstellen für Menschen mit chronischen Krankheiten. Um Nachteile auszugleichen und Chancengleichheit herzustellen, gibt es z. B. die Möglichkeit, Prüfungsfristen zu verlängern oder besondere Absprachen für Kurse mit Anwesenheitspflicht zu treffen. Für Universitäten findet man hierfür detaillierte Informationen auf der Homepage des Studierendenwerks.[157]

Hilfreiche Links

Alle Links wurden am 15.01.2025 abgerufen.

Kindgerechte Informationsquellen und Programme
Kinderbuch zum Selbstausdrucken: “Kopfweh ade – Sei tierisch fit”
https://www.tk.de/resource/blob/2088956/612750c4f72c6b992eb130ea165194fb/kinder-migraene-buch-data.pdf
Informationsbroschüre der MigräneLiga e.V. Deutschland für Jugendliche und Erwachsene
https://www.migraeneliga.de/ratgeber_und_buecher/

Videos zum Thema:

„Mütze hat den Kopfschmerz satt – der Comicfilm gegen Kopfschmerz und Migräne“
https://www.youtube.com/watch?v=NnYYcp4cPOQ
„Migräne? Hab ich im Griff“ Comic-Informationsfilm des Deutschen Kinderschmerzzentrums
https://www.youtube.com/watch?v=eWXd9shL3JE

Kopfschmerzkalender für Kinder

https://schmerzklinik.de/der-kieler-kopfschmerzkalender-fuer-kinder/
https://delfin-kids.de/wp-content/uploads/2017/08/kopfschmerz-kalender.pdf
https://www.migraeneliga.de/wp-content/uploads/Kopfschmerzkalender-für-Kinder.pdf

Informationen für Eltern

Deutsches Kinderschmerzzentrum, Vestische Kinder- und Jugendklinik Datteln, Universität Witten/Herdecke
https://www.deutsches-kinderschmerzzentrum.de/eltern/was-sind-chronische-schmerzen/

Kopfschmerzschule

https://kopfschmerz-schule.de/stopp-den-kopfschmerz/

https://www.zies-frankfurt.de/kinder-staerken/2-uncategorised/94-aktion-muetze-schulen.html

https://schmerzklinik.de/service-fuer-patienten/migraene-unterricht/unterrichtsmaterialien/

Informationen für Studierende mit Migräne

https://www.studentenwerke.de

Besondere Aspekte der Migräne bei Frauen

Frauen sind häufiger von Migräne betroffen als Männer.

Wenn Frauen regelmäßig (in 2 von 3 Zyklen), eventuell sogar ausschließlich im Zeitraum ihrer Regelblutung, Migräne haben, spricht man von menstrueller Migräne.

Menstruelle Migräne hat besondere Merkmale und erfordert/ermöglicht besondere Behandlungsstrategien.

Frauen mit Migräne müssen ihre hormonellen Verhütungsmittel sehr sorgfältig auswählen.

Migräneveranlagung ist kein Grund, auf Kinder zu verzichten.

In der Schwangerschaft wird die Migräne häufig besser.

Frauen, die eine Familie planen, sollten die akute und prophylaktische medikamentöse Behandlung ihrer Migräne im Blick behalten. Das gilt für die Zeit der Empfängnis genauso wie für Schwangerschaft und Stillzeit.

Mit den Wechseljahren kommt es noch einmal zu einem hormonellen Durcheinander im Körper einer Frau. In dieser Lebensphase kann sich die Migräneanfälligkeit verbessern oder verschlechtern.

Migräne ist KEINE Frauenkrankheit. Sowohl Männer als auch Frauen bekommen Migräne. Während jedoch bei Kindern das Auftreten von Migräne zwischen den Geschlechtern zunächst gleichmäßig verteilt ist, verschiebt sich das Gleichgewicht mit Beginn der Pubertät. Ab dann sind Mädchen deutlich häufiger von Migräne betroffen als Jungen.

Die Zahlen der Techniker Krankenkasse aus dem Kopfschmerzreport 2020 belegen das (siehe Abbildung).[158]

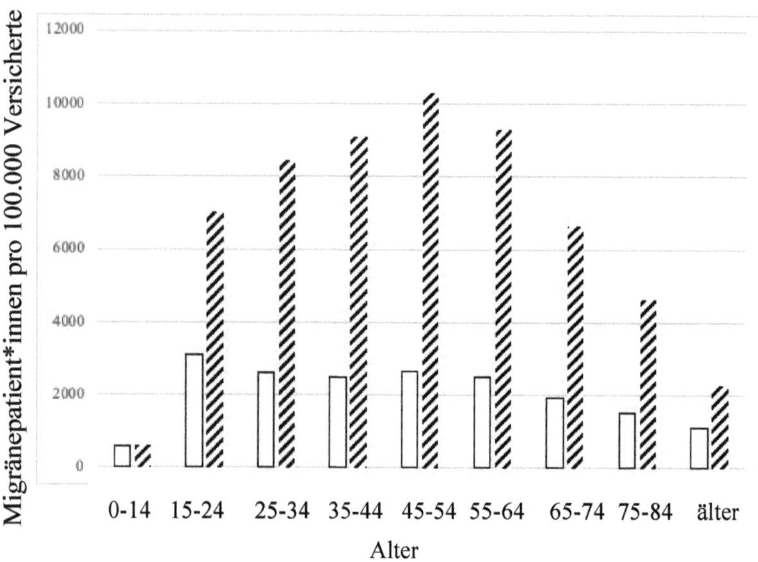

Anteil der Migränekranken an den Versicherten der TK
(weiß: Männer, gestreift: Frauen)

Es liegt nahe, dass es die, mit der Pubertät beginnende, hormonelle Veränderung ist, die hierfür entscheidend ist. Im Laufe des monatlichen Zyklus verändern sich die Konzentrationen verschiedener Sexual-hormone im Körper der Frau, regelmäßig, jeden Monat aufs Neue. Da

Veränderungen generell eine Herausforderung für Menschen mit Migräne sind, sind Frauen durch ihren Zyklus monatlich einem zusätzlichen Migränerisikofaktor ausgesetzt. Dies ist die Hauptursache für die höhere Prävalenz der Migräne bei Frauen.

Insbesondere ist es der Abfall des Östrogenlevels im Blut, der für die verstärkte Migräneanfälligkeit in dieser Zeit verantwortlich gemacht wird. Diese hormonellen Schwankungen treten jedoch nicht nur monatlich auf, sondern in verschiedenen Lebensphasen einer Frau. Mit Beginn einer Schwangerschaft sind diese Veränderungen vorhersehbar, während der Pubertät oder in den Wechseljahren können sie jedoch chaotisch werden. In jedem Fall beeinflussen sie das Auftreten der Migräne manchmal zum Besseren, manchmal zum Schlechteren.

All diese frauenspezifischen Themen sollen im folgenden Kapitel aufgegriffen werden.

Menstruelle Migräne

Etwa für jede siebte Frau mit Migräne ist der monatliche hormonelle Zyklus ein so starker Trigger, dass sie regelmäßig zum Zeitpunkt ihrer Menstruation eine Migräneattacke bekommt. Diese sogenannte rein menstruelle oder menstruations-assoziierte Migräne hat viele Besonderheiten, die für die Behandlung dieser Migräneform wichtig sind.

Nach der aktuellen Definition durch die Internationale Kopfschmerzgesellschaft, der sogenannten ICHD-3 (International Classification of Headache Disorders 3rd edition), wird unterschieden zwischen der „Rein menstruellen Migräne mit oder ohne Aura“ und der „Menstruationsassoziierten Migräne mit oder ohne Aura“.

Folgende Kriterien sollten hierfür erfüllt sein:[159]

Rein menstruelle Migräne

„Die Patientin sollte Migräne nach den ICHD-3 Kriterien haben. Die Migräneattacken treten ***ausschließlich*** *während eines Zeitraums von 5 Tagen um die Regelblutung auf (Tag -2 bis +3 des Zyklus). Die Migräneattacke tritt* ***an 2 von 3 Menstruationszyklen*** *auf."*

Menstruationsassoziierte Migräne

„Die Patientin sollte Migräne nach den ICHD-3 Kriterien haben. Die Migräneattacken treten während eines Zeitraums von 5 Tagen um die Regelblutung auf (Tag -2 bis +3 des Zyklusses). Die Migräneattacke tritt ***an 2 von 3 Menstruationszyklen*** *auf. Außerdem hat die Patientin davon unabhängig zu anderen Zeiten* ***zusätzlich Migräneattacken****."*

Diese Sonderformen der Migräne, die hier unter der Bezeichnung menstruelle Migräne zusammengefasst werden, haben besondere Merkmale. Es handelt sich um Migräneattacken, die meist schwerer und länger sind. Darüber hinaus sind sie oft auch schwerer zu behandeln, aber man kann spezifische Strategien verfolgen, um diese Migräne besser in den Griff zu bekommen. Die eindeutige Diagnose ist der erste Schritt in der Behandlung. Nur wenn zweifelsfrei klar ist, dass eine rein menstruelle oder menstruationsassoziierte Migräne vorliegt, ist es sinnvoll, sich gemeinsam mit der behandelnden Ärztin oder dem Arzt Gedanken über ein spezielles Behandlungsschema zu machen. Mit Hilfe eines Kopfschmerztagebuchs, in das zusätzlich die Zyklusdaten eingetragen werden, kann festgestellt werden, ob die oben genannten Kriterien erfüllt sind.

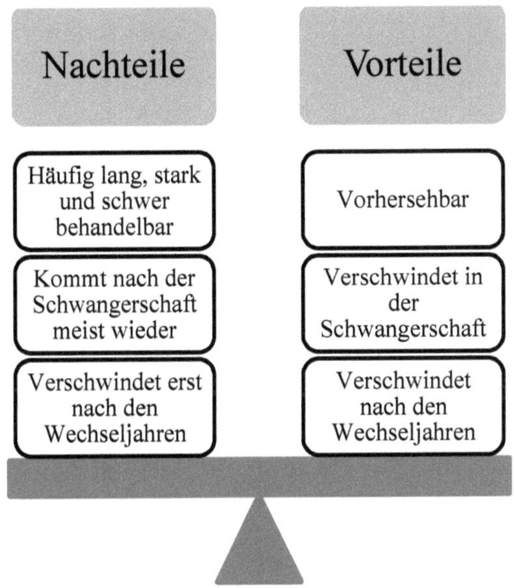

Besonderheiten der menstruellen Migräne

Bei der Behandlung der menstruellen Migräne kann der behandelnde Arzt oder die Ärztin verschiedene Punkte adressieren, die in der Abbildung dargestellt sind. Diese Möglichkeiten sollen im Folgenden erklärt werden. Dieses Kapitel kann und will nicht das Gespräch mit dem behandelnden Arzt oder der Ärztin ersetzten. Auf keinen Fall dürfen die erwähnten Medikamente im Eigenversuch getestet werden.

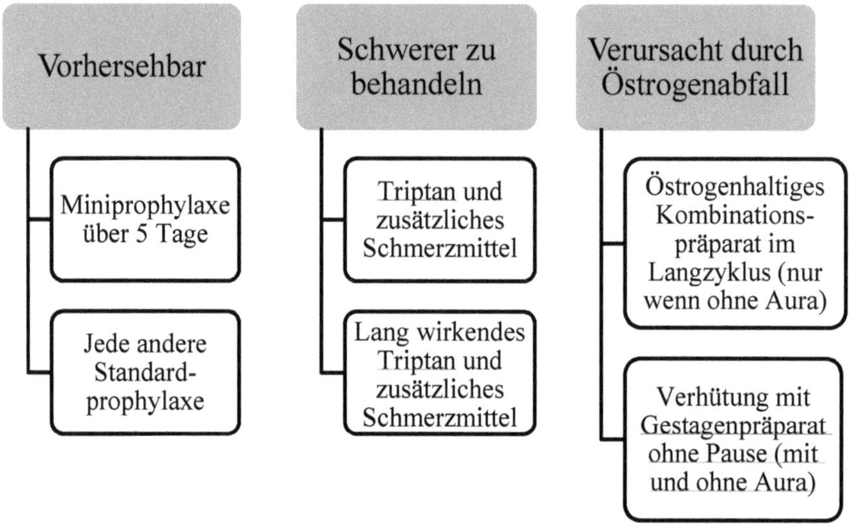

Die besonderen Merkmale der menstruellen Migräne ermöglichen besondere Behandlungsstrategien[160]

Da die Attacken der menstruellen Migräne häufig länger und schwerer sind, müssen für die Akut-Therapie möglicherweise stärkere Waffen eingesetzt werden. Hierbei ist es entscheidend, dass richtige Triptan auszuwählen, welches die besonderen Schwere und Länge der Attacken berücksichtigt. Zur Verstärkung der Wirkung des Triptans kann eventuell noch ein allgemeines Schmerzmittel aus der Klasse der nicht-steroidalen Analgetika dazu genommen werden. Eine erfahrene Ärztin wird gemeinsam mit der Patientin die richtige Medikation für die erfolgreiche Behandlung finden.

Insbesondere wenn die Akutbehandlung nicht zufriedenstellend wirkt, könnte eine sogenannte „Miniprophylaxe" als Strategie verfolgt werden.[161] Das bedeutet, dass die betroffene Frau die Medikamente lediglich in dem Zeitfenster einnimmt, in dem die Migräneattacke erwartet wird. Dementsprechend wäre die Miniprophylaxe nur dann sinnvoll, wenn der Zyklus regelmäßig ist oder wenn andere Symptome die bevorstehende Regelblutung anzeigen. Die Ärztin wird hierfür wahrscheinlich sowohl ein Triptan als auch die allgemeinen, entzündungshemmenden Schmerzmittel in Betracht ziehen. In der Regel beginnt die Patientin mit der Einnahme zwei Tage bevor die Attacke erwartet wird, und nimmt das vom Arzt oder der Ärztin empfohlene Schmerzmittel über 5 Tage ein. In jedem Fall sollte vorher die Diagnose „Menstruelle Migräne" abgesichert sein. Denn nur dann kann eine vorbeugende Einnahme von Schmerzmitteln wirklich sinnvoll sein. Auch in diesem Fall ist es wichtig die 10/20 Regel zu beachten, die im Kapitel *Die Medikamentöse Behandlung* erklärt wird. Jede andere Art von medikamentöser Prophylaxe, wie sie auch bei anderen Migräneformen eingesetzt wird, sollte grundsätzlich auch für menstruelle Migräne denkbar sein. Auch nicht-medikamentöse Strategien können vorbeugend angewendet werden. In einer nicht-verblindeten Studie erwies sich z.B. der Einsatz der Vagusnerv-Stimulation als möglicherweise wirksame Prophylaxe für menstruelle Migräne.[162] (siehe Kapitel *Die nicht-medikamentöse Behandlung*).

Die dritte Strategie in der Behandlung der menstruellen Migräne wäre, die eigentliche Ursache, d. h. den Östrogenabfall kurz vor der Regelblutung, zu adressieren. Hierfür muss zunächst geklärt werden, ob es sich um Migräne mit oder ohne Aura handelt. Bei Frauen, die Migräne mit Aura haben, besteht nachweislich ein erhöhtes Schlaganfall-Risiko durch die Einnahme von Östrogenpräparaten. In diesem Fall kommt eine solche Behandlung nicht in Frage.

Wenn keine Aura vorliegt, wird die Ärztin vielleicht östrogenhaltige Präparate als Pille, Pflaster oder Gel als Miniprophylaxe in Betracht ziehen, wenn der Zyklus regelmäßig ist. Die Einnahme beginnt dann 2 Tage vor der Regelblutung und gleicht den Östrogenabfall aus.

Auch die kontinuierliche Einnahme von Hormonen ist als Behandlung denkbar. Hierfür werden klassische Verhütungsmittel verwendet. Für die Migränebehandlung nimmt man sie allerdings durchgehend ein, anstatt, wie bei der normalen Verhütung, eine Pause von einer Woche einzulegen. Diese Möglichkeit steht auch Frauen offen, die Migräne mit Aura haben. Ihnen wird dann ein Gestagenmonopräparat empfohlen (s.u.).

Migräne und Verhütung

Ein orales hormonelles Kontrazeptivum, oder kurz gesagt die „Pille", ist für die meisten Frauen das Mittel der Wahl zur Verhütung einer Schwangerschaft. Es gibt verschiedene Präparate, die in ihrer Zusammensetzung und Dosierung variieren und dadurch für jede Frau unterschiedliche Risiken und Nebenwirkungen aufweisen. Man unterscheidet Kombinationspräparate, die sowohl Östrogen als auch Gestagen enthalten, und Monopräparate, die ausschließlich aus Gestagen bestehen.[163]

Auch Frauen mit Migräneveranlagung können die Pille nehmen. Allerdings ist eine sorgfältige Abwägung und Auswahl des geeigneten Präparats besonders wichtig, denn Menschen mit Migräneveranlagung haben ein leicht erhöhtes Risiko für einen Schlaganfall. Um das berücksichtigen zu können, muss die behandelnde Frauenärztin über eine Migräneveranlagung informiert werden. Für die Auswahl der geeigneten Pille hat die Europäische Kopfschmerzgesellschaft (EHF) gemeinsam mit der Europäischen Gesellschaft für Verhütung und Reproduktionsmedizin (ESCRH) eine Empfehlung herausgegeben. Nach dieser Empfehlung sollten Kombinationspräparate von Frauen, die Migräne mit Aura haben, nicht eingenommen werden. Frauen, die Migräne ohne Aura haben, aber zusätzliche Risikofaktoren aufweisen, wie Bluthochdruck, Rauchen, Übergewicht, höheres Alter, sollten ebenfalls auf Kombinationspräparate verzichten. Monopräparate (reines Gestagen-Präparat) sollen grundsätzlich für alle Frauen in Frage kommen.[164]

Wie sich die Einnahme der Pille auf die Migräneanfälligkeit auswirkt, ist zunächst nicht vorherzusehen. Beginnt eine Frau mit Migräneveranlagung, die Pille zu nehmen, kann sich die Migräne verbessern, gleichbleiben, verschlechtern oder überhaupt zum ersten Mal auftreten.

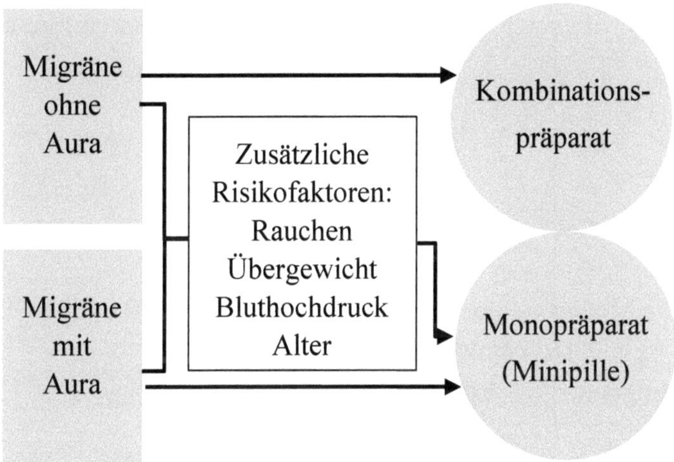

Auswahlstrategie für die geeignete Pille nach den Empfehlungen der Europäischen Kopfschmerzgesellschaft

Bei einer Verschlechterung sollte die Pille sofort abgesetzt werden. Auch wenn die Migräne oder wenn eine Aura zum ersten Mal auftritt, sollte auf die Einnahme der Pille verzichtet werden.

Die Einnahme der Pille beeinflusst nicht die Therapie der Migräneattacke. Eine Schmerztherapie mit Triptanen oder allgemeinen Schmerzmitteln soll auch bei Verwendung der Pille möglich sein.[165]

Kinderwunsch – vorausschauendes Handeln hilft Ängste zu überwinden

Frauen, die Migräne haben, sehen darin möglicherweise eine große Hürde für eine Schwangerschaft. In einer Umfragestudie, die Prof. David Dodick (Mayo Clinic, Arizona) in den USA durchführte, gaben von 607 befragten Frauen fast 20% an, wegen ihrer Migräne auf eine Schwangerschaft verzichten zu wollen.[166] Diese Frauen befürchteten, dass

- ihre Migräne durch die Schwangerschaft schlimmer werden könnte,
- die Migräneattacken die Schwangerschaft beeinflussen würden,
- die Medikamente, die sie einnehmen würden, die Entwicklung des Kindes beeinträchtigen könnten,
- Migräne zu Schädigung des Kindes führen könnte.

Auch die Vorstellung, durch häufige Migräneattacken der Betreuung des eigenen Kindes nicht gerecht werden zu können, beunruhigt oder ängstigt Frauen, die über eine Familie nachdenken. Aber Migräne ist kein Grund, auf ein Kind zu verzichten. Vorausschauendes Handeln und Planen kann helfen, die Fragen zu adressieren und Sorgen und Ängste hinsichtlich einer Vereinbarkeit von Migräne und Familie zu überwinden.

Die gute Nachricht ist, dass die allermeisten Frauen in der Schwangerschaft deutlich weniger Migräne haben als gewöhnlich.

Besonders bei Migräne ohne Aura liegt dieser Wert bei 80 %.[167] Bei Migräne mit Aura geben immerhin 44 % der Frauen an, dass eine Besserung auftritt.[168]

Wenn eine Frau schwanger werden möchte, ist es sinnvoll zu hinterfragen, welche regelmäßig eingenommenen Medikamente möglicherweise ein Problem für das ungeborene Kind oder vielleicht sogar für die Empfängnis sein könnten. Da während der Schwangerschaft der Körper der Mutter untrennbar mit dem heranwachsenden Fötus verbunden ist, ist die Sorge berechtigt. Aber nicht jedes Medikament ist in der Schwangerschaft problematisch. Frauen, die schwanger werden möchten, können sowohl mit ihrer Gynäkologin als auch mit ihrem Neurologen dieses Thema besprechen und einen Plan für die Migränebehandlung in der Schwangerschaft aufstellen. Wer sich als Patientin schon vorab informieren möchte, findet in der frei zugänglichen Embryotox-Datenbank des Pharmakovigilanz-Zentrums der Charité, Berlin, umfassende Informationen. Unter http://www.embryotox.de kann man direkt recherchieren, ob ein bestimmtes Medikament in der Schwangerschaft bzw. Stillzeit eingenommen werden kann oder nicht.

Generell lässt sich sagen, dass die gängigen Medikamente, die als Migräneprophylaxe eingesetzt werden, in der Schwangerschaft kontraindiziert sind und daher wenn möglich vorher abgesetzt werden sollten.[169] Auch bei den Akutmedikamenten wird von einer Einnahme abgeraten.

Frauen mit Migräne haben allerdings auch grundsätzlich unbedenkliche Möglichkeiten, sich zu helfen. Die große Bandbreite der nicht-medikamentösen Ansätze bekommt gerade in der Zeit der Schwangerschaft eine herausragende Bedeutung (siehe Kapitel *Die nicht-medikamentöse Behandlung)*. Darüber hinaus sind Bettruhe, der Rückzug von unangenehmen Reizen, Kältekompressen oder eventuell Wärme Akutmaßnahmen, die sehr hilfreich sein können. Eine

Krankschreibung durch die behandelnde Ärztin oder den Arzt ermöglicht es, sich diese Auszeiten zu schaffen. Wenn allerdings starkes Erbrechen auftritt oder die Attacken sehr lang sind, kann im Interesse der Schwangerschaft eine medikamentöse Behandlung notwendig werden.

Werdende Mütter mit Migräne haben kein erhöhtes Risiko für Fehlbildungen beim Embryo. Es gibt lediglich ein leicht erhöhtes Risiko für Frühgeburten.[170]

Auch in der Stillzeit müssen Medikamente mit Bedacht ausgewählt werden. Im Unterschied zur Schwangerschaft ist das Kind jedoch nicht zwangsläufig mit dem Stoffwechsel der Mutter verbunden. Sollte die Mutter Medikamente zur Migränebehandlung dringend benötigen, bestünde in diesem Fall die Möglichkeit, auf das Stillen zu verzichten.

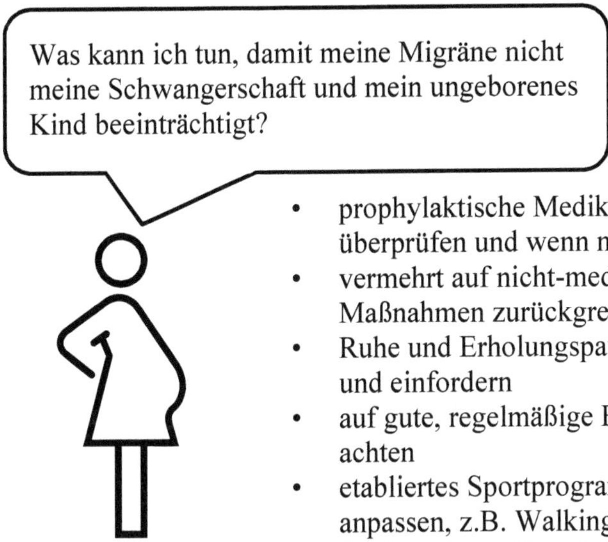

- prophylaktische Medikamente überprüfen und wenn nötig absetzen
- vermehrt auf nicht-medikamentöse Maßnahmen zurückgreifen
- Ruhe und Erholungspausen planen und einfordern
- auf gute, regelmäßige Ernährung achten
- etabliertes Sportprogramm evtl. anpassen, z.B. Walking statt Joggen
- für den akuten Ernstfall mit der behandelnden Ärztin einen Plan mit möglichen Medikamenten machen

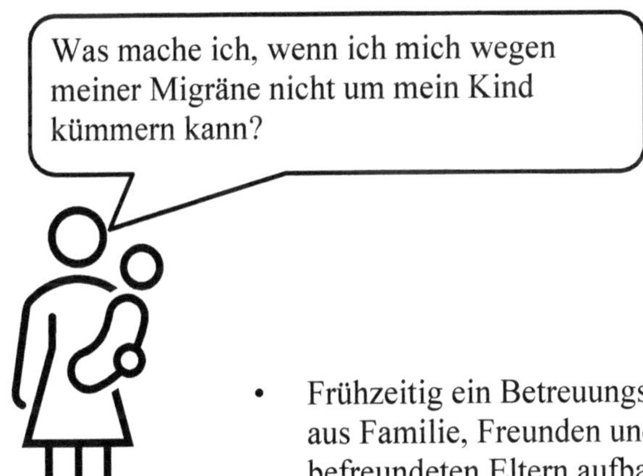

- Frühzeitig ein Betreuungsnetzwerk aus Familie, Freunden und befreundeten Eltern aufbauen

Wird mit den Wechseljahren alles besser?

Mit den Wechseljahren wird die Phase im Leben einer Frau beschrieben, in der sich das Hormon-Zusammenspiel ihres Körpers so umstellt, dass keine Eizellen mehr heranreifen, und sie daher keine Kinder mehr bekommen kann. Die Erwähnung der Wechseljahre löst bei vielen Frauen eine Abwehrreaktion aus, denn damit verbunden ist die Vorstellung, plötzlich alt zu werden. Wer denkt darüber schon gerne nach? Ignorieren ist zwar möglich, aber keine gute Wahl, denn die Wechseljahre sind Teil des Lebens und ihre negativen Auswirkungen können vielfältig sein. Nicht zuletzt kann es zu verstärkten und häufigeren Migräneattacken kommen.

Geht man davon aus, dass die Lebenserwartung einer Frau in Deutschland heute bei 83 Jahren liegt,[171] so beginnen die Wechseljahre in der Mitte des Lebens. Es gibt keinen guten Grund, ihre gesundheitlichen Auswirkungen einfach zu ignorieren oder einfach zu ertragen. Es lohnt sich, diese Zeit bewusst wahrzunehmen, denn diese Phase kann sich über 10 bis 20 Jahre erstrecken. Mit ärztlicher Hilfe lassen sich individuelle Therapieansätze finden, um die Beschwerden zu lindern, die mit den Wechseljahren einhergehen. In ihrem lesenswerten Buch *Midlife-Care* gehen die Ärztinnen Susanne Esche-Belke und Suzann Kirschner-Brouns auf die möglichen gesundheitlichen Auswirkungen der Wechseljahre ein und erklären, warum es sich lohnt, rechtzeitig kompetente ärztliche Unterstützung zu suchen.[172]

Man kann diese Lebensphase in Perimenopause und (Post-)Menopause einteilen. Die Menopause wird rückblickend, nach einem Jahr, als der Zeitpunkt definiert, an dem die letzte Regelblutung stattgefunden hat. Die Zeit danach wird dann ebenfalls Menopause oder Postmenopause genannt. Während es in der Perimenopause noch zu einem manchmal chaotischen Auf und Ab der Konzentrationen der Hormone Progesteron und Östrogen kommen kann (unabhängig von den charakteristischen, fein austarierten allmonatlichen Hormonschwankungen), sinkt nach der Menopause der Progesteron- und Östrogenspiegel dauerhaft ab.[173]

Schon mit Anfang 40 können sich die ersten Anzeichen der Perimenopause bemerkbar machen. Die Regelblutung wird unregelmäßiger, manchmal stärker, und Symptome wie z. B. Schlafstörungen, diffuse Muskel- und Gelenkschmerzen, Hitzewallungen sowie Kopfschmerzen und Migräne können auftreten. Auch seelische Anzeichen wie z. B. Ängste, Stimmungsschwankungen, Melancholie, ein diffuses Gefühl im Gehirn (brain fog), Leistungsabfall und Erschöpfung sind kennzeichnend für die Perimenopause.

In dieser Lebensphase kommt es zunächst zu einem Absinken des Progesteronspiegels. Es besteht ein hormonelles Ungleichgewicht bis hin zu einem Östrogenübeschuss. Etwa ab Mitte 40 beginnt dann auch der Östrogenspiegel abzusinken. Um das 50te Lebensjahr herum haben Frauen meist ihre letzte Regelblutung, die Menopause. Ein Jahr danach beginnt die sogenannte Postmenopause und somit die letzte Phase der Wechseljahre. In dieser Phase erreicht die Östrogen- und Progesteronproduktion ihren Tiefpunkt. Es können Beschwerden wie trockene Haut, trockene Schleimhäute, Rücken- und Gelenkschmerzen, Osteoporose, Haarausfall oder Haarwuchs im Gesicht auftreten. Außerdem sind Frauen in dieser Zeit weniger leistungsfähig, ermüden schneller und ihr Reaktionsvermögen und die motorische Geschicklichkeit können abnehmen. Beschwerden, die bereits in der Zeit vor der Menopause (Perimenopause) auftraten, wie Hitzewallungen, Schweißausbrüche und Schlafstörungen können weiterhin bestehen. Die Phase der Postmenopause kann 10-15 Jahre dauern.

Etwa zwei Drittel aller Frauen zwischen 35 und 55 spüren die Auswirkungen der Hormonveränderung in den Wechseljahren. Welche Symptome im Vordergrund stehen und wie sehr sie das Leben beeinträchtigen, ist von Frau zu Frau verschieden. Auch die

Migräneanfälligkeit kann sich verändern. Nicht immer zum Besseren. Manchmal können häufiger auftretende Migräneattacken der einzige Hinweis darauf sein, dass eine Frau sich in der Perimenopause befindet. Es ist wichtig, in dieser Lebensphase den Zusammenhang zwischen Wechseljahren und Migräne im Blick zu behalten, denn möglicherweise können vorübergehende Hormontherapien eine Verbesserung bringen.

ca. Anfang 40 — ca. Mitte 40 — ca. Anfang 50 — ca. Anfang 60

Perimenopause		Menopause
Progesteron-mangel, Östrogen-dominanz	Östrogen sinkt ab	Progesteron & Östrogen dauerhaft niedrig, Testosteron-überschuss
Schlafstörungen, verminderte Stressresistenz, depressive Verstimmungen, Kopfschmerzen/ Migräne.	Hitzewallungen, Gereiztheit, Unruhe, Vergesslichkeit, Wortfindungs-störungen, trockene Haut, Haarausfall, Harnwegs-infektionen, Herzrhythmus-störungen, Gewichtszunahme Osteoporose.	Erhöhtes Risiko für - Diabetes Typ II, - Arteriosklerose, - Bluthochdruck, - Fettstoffwechsel-Störungen Haarwuchs an Kinn, Gesicht und Körper, Haarausfall am Kopf, Innere Unruhe, Aggressivität.

Wie bereits oben beschrieben, muss es dabei nicht immer um eine Östrogentherapie gehen. Eventuell kann auch ein Ausgleich des Progesteron-Mangels in der Anfangsphase der Perimenopause hilfreich sein. [174] Falls es zu einer Verschlechterung der Migräneanfälligkeit kommen sollte, sollten Frauen diese Probleme sowohl mit der Gynäkologin als auch mit der behandelnden Neurologin oder dem Neurologen besprechen. Im Idealfall kann man gemeinsam eine Behandlungsstrategie entwickeln.

Migräne Ü-60

In einer umfassenden Literaturübersicht aus dem Jahr 2023 hat der dänische Neurologe Prof. Messoud Ashina ein paar wichtige Aspekte der Migräneerkrankung im Alter herausgearbeitet.[175] Die Mehrheit der Migränepatient*innen mit episodischer Migräne erlebt zum Glück ab dem Alter von ca. 30-40 Jahren einen Rückgang der Attackenhäufigkeit. Bei chronischer Migräne besteht jedoch ein erhöhtes Risiko, dass diese auch im Alter noch anhält. In seltenen Fällen tritt Migräne sogar erst im Alter von 50-60 Jahren erstmalig auf. Wegen der geringen Wahrscheinlichkeit werden Ärzte jedoch zunächst nach einer anderen Ursache für den Kopfschmerz suchen, wenn migräneartige Symptome in höherem Alter neu auftauchen.

Im Allgemeinen, so beschreibt es Prof. Ashina, scheint die Aura im Alter zuzunehmen. Das kann dazu führen, dass die Migräneattacken ausschließlich aus Aurasymptomen bestehen, ohne nachfolgende Kopfschmerzen. In jeder neuen Lebensphase kann sich die Migräne verändern, und Betroffene benötigen möglicherweise neue Strategien im Umgang mit ihrer Erkrankung. Dabei geht es gar nicht darum, dass die Behandlung anders ist, aber Menschen und ihre körperliche Konstitution verändern sich im Alter, und das muss bei der Behandlung berücksichtigt werden.

Das Alter bringt neue Krankheiten mit sich, die für sich genommen die Risiken von Nebenwirkungen oder die Wirkung von Medikamenten verändern, weil sie z. B. durch eingeschränkte Leber-, Nieren- oder Darmfunktion den Stoffwechsel verändern. Vielleicht erfordern diese neuen Krankheiten, wie z. B. Bluthochdruck, Herz/Kreislauferkrankungen oder Diabetes eine regelmäßige Einnahme von Medikamenten, die mit der Migränemedikation in Wechselwirkung treten können. Selbst Krankheiten, die auf den ersten Blick nicht relevant zu sein scheinen, wie Osteoporose oder die Augenkrankheit

Grüner Star (Glaukom), bei der es zu einem erhöhten Augeninnendruck kommt, könnten für die Auswahl der geeigneten Migränemedikamente wichtig sein. Der betreuende Arzt oder die Ärztin sollten daher eingehend über alle gesundheitlichen Probleme informiert werden.

Für die Behandlung älterer Patienten müssen Ärzt*innen ganz besonders auf ihre Erfahrung bauen, denn die Datenlage für Migränepatient*innen über 60 ist nicht gut. Ältere Personen sind auf Grund der häufig auftretenden Grunderkrankungen meist von Studien ausgeschlossen. Sollten sie doch einmal aufgenommen werden, haben sie in der Regel keine anderen gesundheitlichen Einschränkungen als Migräne. Einmal mehr ist in dieser Migränephase die kompetente ärztliche Hilfe und ein gutes Vertrauensverhältnis zwischen Ärztin und Patientin von großer Bedeutung.

Geschichte und Mythen

Migräne ist keine Zivilisationskrankheit.

Viele bedeutende Mediziner*innen und Universalgelehrte der Antike und des Mittelalters setzten sich in ihren Schriften mit dieser Krankheit auseinander.

Die Behandlungsgeschichte der Migräne ist bunt. Das Anbohren des Schädels, Zaubertränke und Beschwörungen, Kräuter und Tabak, sowie Opiate und Cannabis wurden eingesetzt.

Noch im Mittelalter galt Migräne als eigenständige, schwere Erkrankung, die alle gesellschaftlichen Schichten betraf.

Im 17. Jh. wurde Migräne von den Ärzten zum Begleitsymptom eines ungesunden, luxuriösen Lebenswandels degradiert.

Im 19. Jh. verhalfen Ärzte und Wissenschaftler, die selbst unter Migräne litten, dieser Krankheit zu einer kurzen Glanzphase. In dieser Zeit galt Migräne als Krankheit der geistigen Elite.

Mit Sumatriptan stand 1984 das erste spezifische Migränemedikament zur Verfügung, welches ausschließlich zur Behandlung von Migräne eingesetzt wurde.

Heute weiß man, dass eine Migräneveranlagung nichts mit der Persönlichkeit der Betroffenen zu tun hat.

Migräne und Kopfschmerzen sind der häufigste Grund, warum Menschen medizinische Hilfe suchen.[176] Sie wählen dabei nicht immer Neurolog*innen, sondern Zahnärzt*innen, Orthopäd*innen oder auch Heilpraktiker*innen. Oft bekommen sie nicht die Hilfe, die sie brauchen und suchen weiter oder resignieren. Ein großer Teil der Kopfschmerzpatient*innen hat wenig Hoffnung auf eine Verbesserung ihrer Beschwerden.[177] Sie selbst und auch ihre Ärzt*innen unterliegen oft jahrhundertealten, längst widerlegten Fehleinschätzungen, wie z.B. der Vorstellung, dass Migräne lediglich eine Folge des ungesunden Lebensstils sei oder dass ihre Persönlichkeit, möglicherweise ihr Perfektionismus, an allem Schuld wäre. Auch die Idee, dass Migräne auf Nahrungsmittelallergien zurückzuführen sei, hat historische Wurzeln. Es ist daher nicht nur eine intellektuelle Spielerei, sich mit der Geschichte der Migräne zu beschäftigen, sondern eine spannende Spurensuche nach den Wurzeln der erfolgreichen Behandlung aber auch der Vorurteile, mit denen Migräne heute noch in unseren Köpfen verknüpft wird. Wie Katherine Foxhall in ihrem großartigen Buch zur Geschichte der Migräne schreibt: *„We cannot understand modern migraine without a knowledge of its fascinating and varied history.“*[178] Dieses Buch ist als PDF-Datei frei im Internet verfügbar und eine lesenswerte und spannende Quelle für alle, die Freude daran haben, sich dieser komplexen Krankheit auf ganz andere Art zu nähern.

Woher kommt Hemicrania – Migräne in der Antike, im Mittelalter und in der Neuzeit

Migräne ist keine Zivilisationskrankheit, die erst durch unseren modernen Lebensstil entstanden ist. Sie begleitet die Menschheit möglicherweise schon immer und in den historischen Zeugnissen ist zu erkennen, wie stark und einschneidend ihre Wirkung auf den Menschen schon vor tausenden von Jahren war.

Die ältesten Belege des „Migräne“-Kopfschmerzes als einer

Kombination von Augen- und Kopfkrankheit sind um 3000 v. Chr. in mesopotamischen Versen, im sogenannten „Bericht des Deluge“, zu finden.[179] Die ersten systematischen Untersuchungen wurden von Hippokrates (460 –370 v. Chr.), dem griechischen Vater der modernen Medizin,[180] vom römischen Medizinschriftsteller Celsius (25 v. Chr. – 50 n. Chr.) und von dem griechischen Arzt Aretaius (ca. 80 – ca. 130 n. Chr.) durchgeführt.[181] Der in Rom tätige, griechische Arzt Galen (ca. 128 – ca. 216 n. Chr.), erwähnt in seiner Schrift *De compositione medicamentorum* als erster Mediziner den Begriff *Hemicrania*, das heißt halbseitiger Kopfschmerz, und schafft damit, über ein charakteristisches Symptom, eine Definition für die Krankheit, die schon über Jahrtausende Ärzt*innen und Patient*innen vor Herausforderungen und Rätsel stellt.[182]

Schon immer suchten Ärzt*innen nicht nur nach der richtigen Behandlung, sondern auch nach der Ursache einer Krankheit. Ihre Erklärungen beruhten auf den Vorstellungen von Krankheiten, die in dem jeweiligen Zeitalter vorherrschten. So beginnt unser Blick in die Erklärungsgeschichte mit der Lehre von den vier Körpersäften.

Diese wurde bereits von Hippokrates in Ansätzen entwickelt und besagt, dass dem Gleichgewicht der Körpersäfte Blut, Schleim, gelbe und schwarze Galle eine entscheidende Bedeutung für die Gesundheit des Menschen zukomme. Auf dieser Grundlage entwickelte Galen eine Erklärung für die Ursache der *Hemicrania*. Ein Aufsteigen von zu vielen, zu heißen oder zu kalten Dünsten in den Kopf sollte für die Schmerzen verantwortlich sein.[183] Über viele Jahrhunderte ist diese, auf der Säftelehre basierende Krankheitslehre Grundlage sowohl für die europäische Klostermedizin als auch für arabische Ärzte.[184]

Im Mittelalter bringt der Aberglaube noch neue Theorien dazu. So gab es eine Vorstellung, die sich in den Regionen von Deutschland, Schottland und Tirol verbreitete, dass es zu Kopfschmerzen käme, wenn Vögel die abgeschnittenen Haare des Menschen zum Bau ihrer

Nester verwendeten. Auch Hexen und Dämonen wurden als Erklärung für Migräne herangezogen. [185] In der talmudischen Medizin des Judentums (5. – 8. Jh.) wird von *Hemikranien* berichtet, die durch Dämonen hervorgerufen würden.[186]

Die Äbtissin und Universalgelehrte Hildegard von Bingen (1098 - 1179) lieferte in ihren heilmedizinischen Schriften *Causae et Curae* eine erstaunliche Erklärung dafür, dass Migränekopfschmerz nur einseitig auftritt. Sie sah den Grund darin, dass der Schmerz so stark sei, dass ein Mensch ihn nicht aushalten könne, wenn er den gesamten Kopf erfassen würde.[187]

Das Ende des Mittelalters brachte eine Abwendung von den Dämonen und Geistern und neue Erklärungsansätze, die auf einem detaillierteren Verständnis des menschlichen Körpers beruhten und eine genaue Lokalisierung des Schmerzes möglich machten. Im Jahr 1549 schrieb der holländische Arzt Jason Pratensis (1486 - 1558) das erste neurologische Lehrbuch *De Cerebri Morbis*, in dem er sich auch ausführlich mit Migräne beschäftigte. Pratensis sah nach wie vor das Ungleichgewicht der Körpersäfte als Ursache an, beschrieb jedoch als erster Mediziner die Hirnhäute als Sitz der Schmerzentstehung.[188]

Die erste neuzeitliche Theorie zur Migräneentstehung stellte der britische Arzt Thomas Willis (1621 - 1675) in seinem Aufsatz *De Cephalalgia* im Jahr 1672 auf. [189] Bei der Untersuchung einer Frauenleiche, die an linksseitiger Migräne gelitten hatte, konnte Willis erkennen, dass diese einen Verschluss der rechten Halsschlagader hatte. Seine Schlussfolgerung war, dass der Aderverschluss dazu führte, dass es auf der linken Hirnseite zu einer Gefäßerweiterung kam, die wiederum die Hirnhäute reizte und zu Schmerzen führte. Thomas Willis war somit der erste Mediziner, der eine Erweiterung der Adern als Ursache beschrieb.[190] In der Schweiz stellte der Arzt Johann Jakob Wepfer (1620 - 1695) eine Gefäßtheorie zu Entstehung der Migräne auf. Er vermutete, dass eine Erschlaffung der Adern im Gehirn zu verstärkter Pulsation führe, die durch Zusammenziehen und Erweitern der Gefäße verursacht würde und so zu Schmerzen führte.[191]

Im Jahr 1780 griff der französische Arzt Samuel Tissot (1728 - 1797) Überlegungen zur Rolle der Nerven bei der Entstehung der Migräne auf. Er führte die Migräneattacke auf eine Irritation des Magens zurück. Diese Magenreizung, so postulierte er, würde über die Nervenfasern zum Auge geleitet und von den oberhalb des Auges gelegenen Nerven ins Gehirn ausgestrahlt.[192] Damit waren die Grundlagen für die, über die Jahrhunderte weitergegebenen und bis in die heutige Zeit bestehenden Theorien der Migräneentstehung gelegt: die vaskuläre Theorie der Gefäßerweiterung und -verengung und die neurogene Theorie, die die Gehirnnerven als Schmerzursache annimmt. Über die Jahrhunderte haben die Befürwortenden dieser Theorien miteinander im Wettstreit gelegen und keiner konnte das endgültige Erklärungsmodell liefern.

Der wohl einflussreichste und bedeutendste Migräneforscher des 19ten Jahrhunderts, Edward Liveing (1832 - 1919), veröffentlichte 1873 einen Aufsatz *On Megrim,* in dem er erstmals versuchte, beide Theorien zusammen zu führen.[193] Liveing sah einen bestimmten Bereich des Gehirns, den Thalamus, als Ursprungsort der Migräne an und bezeichnete die Migräneattacke poetisch als einen Nervensturm „*nerve storm*“. Während eines Anfalls, so Liveing, entlüde sich dieser Nervensturm und beeinträchtige dadurch die Nervenfasern, die wiederum für die Versorgung der Blutgefäße wichtig seien. Durch diese mangelnde Versorgung würde der Schmerz entstehen.[194]

Im 20ten Jahrhundert wurden die Erklärungsmodelle für Migräne zunehmend bunter. Zu Beginn des Jahrhunderts entwickelten sich neue Fachrichtungen in der Medizin, wie zum Beispiel die Allergologie, die sich mit der Entstehung von Krankheiten durch körpereigene Abwehrreaktionen, den Allergien, beschäftigte. Die Endokrinologie deckte die Rolle der Hormone im Körper auf. Jede Fachrichtung versuchte sich auch an der Erklärung der Migräne und ihren Ursachen und so entstand ein Potpourri von Modellen, das der amerikanische Arzt und einflussreiche Migräneexperte John R. Graham (1909 - 1990) im Jahr 1955 mit dem südasiatischen *Gleichnis der blinden Männer und dem Elefanten* beschrieb. In dieser Parabel untersuchen sechs blinde Männer einen Elefanten und sollen ihn später beschreiben. Je nachdem, ob sie den Rüssel, die Ohren, die Beine oder den Körper ertastet hatten, fielen diese Beschreibungen natürlich völlig unterschiedlich aus und sie waren nicht in der Lage gemeinsam ein Gesamtbild des Elefanten zu schaffen. Hier sah Graham die Parallele zur Migräneforschung. Allergolog*innen betrachteten die Reaktionen des Magens während einer Migräneattacke und sahen die Allergie als Ursache. Für Endokrinolog*innen standen die Zusammenhänge zwischen Migräne und dem Monatszyklus der Frau im Vordergrund. Für sie waren damit die Hormone die Hauptursache. Augenärzt*innen sahen die Sehstörungen und hielten Fehlfunktionen der Augen für die Ursache der Migräne. Kopfschmerzen, Schwindel und Aura-Symptome waren klare Anzeichen für die Neurolog*innen, dass es sich um eine Nervenkrankheit handelte. [195] Erstaunlicherweise haben sich die einzelnen Erklärungsansätze bis heute gehalten. Keiner ist vollständig aus unserem Bewusstsein verschwunden. Noch immer gibt es Ärzt*innen, die glauben, dass Allergien, Probleme der Halswirbelsäule, oder der Zähne die Ursache der Migräne sind. Sie erkennen nicht, dass die Migräneforschung des 21ten Jahrhunderts zum Beispiel zwar die Ernährung oder flackerndes Licht als Risikofaktoren anerkennt, aber Allergien und Augenkrankheiten als Ursache für Migräne klar ausgeschlossen hat.

Mit Hilfe experimenteller Verfahren holten John Graham und Harold G. Wolff (1898 - 1962) 1937 die Rolle der Blutgefäße wieder in den Fokus zurück. Sie untersuchten die Pulsation der Schläfenarterie während einer Migräneattacke und konnten zeigen, dass die Gabe von Ergotamin Migräneanfälle beenden konnte und dabei eine Abnahme der Pulsation in der Schläfenarterie zu messen war.[196] Die Idee von der Erweiterung der Adern als alleinige Ursache für den Migränekopfschmerz bekam neuen Wind. Erst vor einigen Jahren konnte gezeigt werden, dass sich die Gehirnarterien durch Gabe von Ergotamin bei einem Migräneanfall nicht merklich verengten und dass die Ergebnisse von Graham und Wolff auf Grund technischer Einschränkungen nach heutiger Sicht kritisch zu bewerten sind.[197] Die im Jahr 1937 nachgewiesene Wirkung von Ergotamin beruht auf anderen Funktionen, die dieser Stoff im Körper erfüllt. Heute weiß man, dass während des Migräneanfalls ein Mangel an dem Botenstoff Serotonin besteht und dass dieser Botenstoff durch Ergotamin und seinen Wirkstoffnachfolger Sumatriptan indirekt ersetzt werden kann.[198]

Im ausklingenden 20. und 21. Jahrhundert hat die Anwendung der Genforschung die Ursachenforschung einen Schritt weiter vorangebracht. Wir verstehen mehr Details der Migräne und das Gesamtbild wird komplexer. Von einer einfachen Erklärung sind wir daher weiter weg als noch vor 100 Jahren. Die große Mehrheit der Migräneforscher*innen unserer Zeit unterstützt heute die sogenannte neurovaskuläre Migränetheorie, auf die im Kapitel *Migräne verstehen* genauer eingegangen wird. Hier nur so viel, dass sich in dieser Theorie die vaskuläre und die neurogene Theorie wieder vereinen.

Migräne Therapie in der Vergangenheit

Bereits im antiken Rom fanden pflanzliche Heilmittel und spezielle Utensilien für die Behandlung der Migräne ihre Anwendung. Diese Mittel hielten sich in Europa bis ins Mittelalter.[199] Plinius der Ältere (2 - 79 n. Chr.), der in seiner Enzyklopädie *Naturalis historia* das naturkundliche Wissen seiner Zeit zusammenfasste, nennt verschiedene Möglichkeiten zur Heilung von Kopfschmerzen:

- Binden eines Henkersknotens um den Kopf

- Abkratzen von Pflanzenbewuchs (vermutlich Flechten) vom Kopf einer Statue. Dieses Pflanzenmaterial sollte mit einem roten Band um den Hals gehängt werden

- Ein Kranz aus Flohkraut (*Pulicaria dysentercia*) sollte gebunden und um den Kopf gelegt werden

Kränze und Kopfbedeckungen als Heilmittel oder Prävention hielten sich noch sehr lange. Auch Richard Wagner (1813 - 1883), der an starker Migräne litt, trug aus diesem Grund im Haus meist eine Kopfbedeckung.[200]

Eine andere, bereits von Galen empfohlene Behandlung, war der Aderlass, der dazu dienen sollte, die schädlichen Säfte oder bösen Geister aus dem Körper entweichen zu lassen, wenn die Konstitution des Patienten es zuließ. Im *Guild-Book of the Barber-Surgeons of the City of York* aus dem Jahr 1486 findet man die Zeichnung des Körpers eines Mannes, auf dem 20 Punkte für den Aderlass eingezeichnet sind.[201] Jedem Punkt werden spezifische Krankheiten zugeordnet, und mehrere Stellen werden für die Behandlung von Kopfkrankheiten empfohlen. Insbesondere eine Vene zwischen dem Daumen und dem Zeigefinger der rechten Hand wird für die Behandlung von Schmerzen in der Schulter und „migram“ im Kopf empfohlen.[202] Interessant ist in diesem Zusammenhang, dass an dieser Stelle auch ein bekannter Akupressur-Punkt für die Behandlung von Kopfschmerzen zu finden ist.[203]

In ihrem beeindruckenden Buch zur Geschichte der Migräne analysiert Katherine Foxhall die Wirkung, die ein regelmäßiger Aderlass bei Menschen mit einer wiederkehrenden Krankheit wie Migräne auf das äußere Erscheinungsbild haben musste. Narben am Körper, möglicherweise auch im Gesicht, müssen zu dieser Zeit die Migränegeplagten ausgezeichnet haben und eine Krankheit, die heute als unsichtbar gilt, für die Mitmenschen sichtbar gemacht haben.[204]

Es gab jedoch auch Heilansätze, die noch weitaus belastender und sicher mit hohem Risiko verbunden waren. Archäologische Funde zeigen, dass schon in der Jungsteinzeit menschliche Schädel geöffnet wurden. Manche vermuten, dass das Anbohren der Schädeldecke, die sogenannte Trepanation, einen Ausgang für die bösen Geister schaffen sollte, die sich in Form von Kopfschmerzen zeigten. In Verbindung mit verschiedenen Ritualen der Teufelsaustreibung, wie einer Anrufung der Götter sowie passenden Zauberformeln, versuchten manche Heiler und Ärzte den Kopfschmerz zu bekämpfen.[205]

Ein Beispiel, das aus Mesopotamien erhalten ist, und aus einer Zeit viele tausend Jahre vor Christi stammt, soll die Komplexität eines solchen Rituals verdeutlichen:

„Take the hair of a virgin kid
Let a wise woman spin it on the ride side
and double it on the left,
Bind twice seven knots.
Then perform the incantation of Eridu;
Bind therewith the head of the sick man,
Bind therewith the neck of the sick man,
Bind therewith his life.
Cast the water of the incantation over him,
That the headache may ascend to heaven."

Nimm Haare eines jungfräulichen Kindes
Lass sie von einer weisen Frau auf der linken Seite umlegen
und auf der rechten verdrehen.
Setze zweimal sieben Knoten darauf und
vollführe die Anrufung von Eridu.
Binde mit diesen Haaren den Kopf des Kranken,
den Hals des Kranken und damit sein Leben.

Begieße ihn mit dem geweihten Wasser
sodass der Kopfschmerz zum Himmel steigt.

Im Nordafrikanischen Raum und im mittleren Osten entwickelten die Mauren andere Theorien, wie man sich von Schmerzen befreien konnte: indem man den Schmerz auf andere übertrug. Im Falle von Kopfschmerzen war die Anweisung, ein Lamm oder eine Ziege besinnungslos zu schlagen und so den Schmerz auf das leidende Tier zu übertragen. Der Arzt Abu'l Quasim empfahl im 10. Jahrhundert die Anwendung eines heißen Eisens auf den Kopf oder einen Schnitt in die Schläfe, in den man Knoblauch legen sollte.[206]

Zum Glück gab es auch deutlich weniger drastische Heilmittel. Kräuter, wie z.B. Dill, Rosen und kandierter Zucker sind beschrieben. Ein Rezept, aus dem Jahr 1657, verordnete eine Anwendung, die auch heute noch angenehm klingt: „...ein Stück Kuchen aus roten Rosen, getränkt mit Rosenessig, soll so geschnitten werden, dass es auf den Kopf passt. Dann soll es zwischen ein Tuch gelegt, mit Muskatnuss und Mohn bestreut und erwärmt werden. Das Tuch soll dann auf die Stirn und die Schläfen gelegt werden und die ganze Nacht einwirken".[207]

Im 16. und 17. Jahrhundert brachten die Entdecker der neuen Welt neue Ideen für die Schmerzbekämpfung nach Europa. Tabak galt als hilfreich und wurde gern und häufig als Heilmittel geschnupft. Ein Rezept der Native Americans, das aus einem Trank eingelegter Biberhoden bestanden haben soll, wurde allerdings nicht übernommen. Möglicherweise zu Unrecht. Biber verwenden häufig Weiden als Bauholz für ihre Dämme und nehmen dadurch Salicylsäure auf, die sie auch wieder ausscheiden. Salicylsäure ist als Wirkstoff des Aspirins heute als Schmerzmittel gegen Kopfschmerzen bekannt, und so könnte der Biberhodentrank eventuell sehr hilfreich gewesen sein.[208]

Im 19. Jahrhundert begann man in Großbritannien und Kontinentaleuropa Menschen mit Erkrankungen der Nerven in den neu gegründeten *Lunatic Asylums* oder auch *Tollhäusern* zu behandeln. Zwischen psychischen Erkrankungen oder anderen Krankheiten des Kopfes, wie Migräne, wurde dabei kein Unterschied gemacht. In diesen Institutionen wurden die ersten gezielten, umfangreichen Studien zu Behandlungsmethoden und Medikamenten durchgeführt und zahlreiche Dokumente belegen die Art und Weise, in der Migräne behandelt wurde. In dieser Zeit verordneten Ärzte Wirkstoffe wie Arsen, Chinin, Belladonna (Tollkirsche) oder Opium, das schon im Mittelalter als Schmerzmittel eingesetzt wurde und dessen unerwünschte Nebenwirkungen, wie Abhängigkeit, Apathie und Persönlichkeitsveränderungen weithin bekannt waren. Auch die Wirksamkeit von Cannabis (*Cannabis indica*) wurde eingehend untersucht und es wurde von vielen Ärzten wegen der vergleichsweise geringeren Nebenwirkungen eingesetzt.[209]

In der zweiten Hälfte des 19. Jahrhunderts bekam ein neuer Wirkstoff zunehmende Aufmerksamkeit: das Ergotamin, das aus dem Mutterkornpilz des Roggens gewonnen wurde. In den frühen 30er Jahren des 20. Jahrhunderts war Ergotamin das am häufigsten eingesetzte, einzige spezifische Medikament für Migräne, und Ärzte berichteten von einer guten Wirksamkeit.[210] Mit ihren oben beschriebenen Experimenten glaubten John Graham und Harold Wolff diese Wirksamkeit sogar an den Köpfen der Migränepatient*innen während einer Attacke messen zu können. Ergotamin hatte jedoch zwei wesentliche Nachteile, es hatte starke Nebenwirkungen, wie z.B. Übelkeit und musste vom Arzt gespritzt werden. 1956 brachte der britische Arzneimittelhersteller Burroughs Wellcome die Migränetablette „*Migril*“ auf den Markt, die neben Ergotamin auch Koffein und Cyclizin enthielt, das gegen die Übelkeit wirken sollte. 1967 postulierte Burroughs Wellcome in einer Werbeanzeige im *British Jounal of Medicine*, dass jährlich 2 Millionen Migräneattacken mit Migril behandelt wurden.[211]

Allerdings ging die Behandlung mit Ergotaminhaltigen Medikamenten nach wie vor mit massiven Nebenwirkungen einher, und die regelmäßige Einnahme konnte zu Abhängigkeit führen.[212]

Seit den 60er Jahren des 20. Jahrhunderts waren Wissenschaftler*innen auf den körpereigenen Botenstoff Serotonin aufmerksam geworden und sie konnten zeigen, dass ein Serotonin-Ungleichgewicht im Körper mit Migräne einherging. Basierend auf dieser Erkenntnis entwickelte Patrick Humphrey zusammen mit seinem Team bei dem Arzneimittelhersteller Glaxo ein neues Medikament, das 1984 zugelassen wurde: *Sumatriptan.*[213] Dieser Wirkstoff war zielgenau auf einen besonderen Serotoninrezeptor zugeschnitten und er zeigte gute Wirksamkeit und vergleichsweise geringe Nebenwirkungen für die Behandlung von Migräne. Ende der 1990er Jahre gab es bereits sieben verschiedene Triptane, die unterschiedliche Eigenschaften und Verträglichkeit hatten und es begann damit ein neues Zeitalter der Migräneschmerzbehandlung. Triptane sind auch heute das Mittel der Wahl für die Behandlung der akuten Migräneattacke. Im Kapitel *Die medikamentöse Behandlung* werden ihr Wirkmechanismus und ihre Anwendungsmöglichkeiten genau erklärt.

Wahrnehmung der Migräne in der Gesellschaft

Trotz der starken Schmerzen und der enormen Einschränkungen, die eine Migräneattacke für die Betroffenen wohl schon immer mit sich brachte, war Migräne meist eine unsichtbare Krankheit, die Ärzt*innen und Mitmenschen immer wieder dazu verleitete, Spekulationen über die Betroffenen, ihre Psyche und ihr Leben anzustellen.

Im Mittelalter standen der starke Schmerz und dessen Behandlung im Mittelpunkt und Migräne war als eine eigenständige, oft chronische Krankheit anerkannt, die Menschen aller gesellschaftlichen Schichten betraf. Wie Katherine Foxhall in ihrem Buch sorgfältig analysiert, änderte sich diese Sichtweise im 17. Jahrhundert.[214] Man begann, Migräne verstärkt als Begleitsymptom zu anderen Krankheiten wie

Blähungen, Schlaganfall, Schwindel, Epilepsie und Hysterie zu sehen. Im 18. Jahrhundert wurde Migräne, im Zusammenhang mit anderen Nervenkrankheiten, zum Produkt eines luxuriösen Lebensstils. Menschen mit Migräne wurde eine bestimmte Persönlichkeit zugesprochen, die sensibel, nervös und verweichlicht sein sollte. Männer mit Migräne galten als „weibisch“.[215] Migräne wurde als eine Krankheit „der Intellektuellen, der unglücklich verheirateten Frauen, der Bourgeoisie“ bezeichnet.[216]

Mit Beginn des 19. Jahrhunderts verbreitet sich diese Sichtweise weiter. Neurologische Krankheiten wie Migräne wurden zunehmend als Konsequenz eines falschen, ungesunden, übermäßigen, „modernen“ Lebensstils interpretiert, der nicht länger auf die oberen Klassen beschränkt sei, sondern auch ärmere, hart arbeitende Menschen beträfe.[217] Der einflussreiche schottische Marinearzt Thomas Trotter (1760 - 1832) fasste in seinem Aufsatz „*View of the Nervous Temperament*“ Hemicrania und galligen Kopfschmerz mit Gicht und anderen Verdauungskrankheiten als Krankheiten der Nerven zusammen. Er vertrat die Idee, dass die sich immer weiter verbreitende Mode des Teetrinkens für das zunehmende Auftreten dieser Beschwerden verantwortlich wäre.[218]

Wie Katherine Foxhall in ihrem Buch zeigt, beschrieb der britische Arzt Patrick J. Murphy in einem fünfteiligen Aufsatz, der in der Fachzeitschrift *The Lancet* im Jahr 1854 erschien, dass Mediziner fast täglich wegen Kopfschmerzen von ihren Patient*innen zu Rate gezogen wurden. Um die Behandlung zu verbessern, schlug er eine Klassifizierung der Kopfschmerzen in fünf verschiedene Arten vor. Zwei davon bezeichnete er als anemische (blutarme) Kopfschmerzen, zu denen er auch Migräne (*megrim*) zählte. Diese Kopfschmerzformen seien besonders bei schlecht ernährten jungen Müttern der unteren Klassen zu finden, deren Körper durch das Stillen, die täglichen Anstrengungen und den schlechten Schlaf geschwächt wären. Davon unterschied Murphy den sogenannten *sick headache*, der in der

Vergangenheit ebenfalls ein Synonym für Migräne war, und der bei Frauen eine Folge von Störungen des Menstruationszyklus sei. Eine dritte Form, die sogenannte *Hemicrania*, bezeichnete einen Kopfschmerz, der sowohl junge als auch ältere Frauen beträfe und offenbar „hysterischer" Natur sei.[219]

Diese neue Sichtweise hatte zwei Konsequenzen. Zum einen wurden Kopfschmerzen immer mehr als „Frauenkrankheit" gesehen und zum anderen führte die Verknüpfung der Schmerzen mit dem Lebensstil dazu, dass die Leidtragenden und ihre Beschwerden nicht mehr ernst genommen wurden. Man schrieb den Kranken die Verantwortung für ihr Leiden selbst zu und empfahl ihnen, ihre schlechten Lebensgewohnheiten abzulegen, um die Schmerzen loszuwerden.[220]

Ein besonderer Glanz fiel auf Migränekranke in der zweiten Hälfte des 19. Jahrhunderts. In dieser Zeit veröffentlichten unterschiedliche Wissenschaftler akribische, zum Teil wunderschönen Zeichnungen von visuellen Auren, die sie selbst erlebt hatten. Dadurch bekam dieser Teil der Migräneattacke ein hohes Maß an Aufmerksamkeit in medizinischen Kreisen.[221] Die Tatsache, dass es sich um Aufzeichnungen renommierter Wissenschaftler handelte, wie z. B. dem englischen Arzt Hubert Airy, machte diese Bilder zu wissenschaftlichen Dokumenten von hoher Glaubwürdigkeit. Man begann, Auren und damit auch die darauffolgende Migräne als Zeichen für die hohe geistige Leistungsfähigkeit der Migränekranken zu betrachten. Die Migräneattacke galt als Konsequenz der geistigen Überanstrengung dieser besonders klugen Menschen. Samuel Wilks, von vielen als der große alte Mann der britischen Medizin angesehen, Präsident des *Royal College of Physicians of London* und Arzt der britischen Königin Viktoria, schrieb in einem Aufsatz, der 1888 in der Fachzeitschrift *The Lancet* erschien:[222]

„*The migrainous patient frequently belongs to the most cultivated and intellectual class of society, and is of the temperament called neurasthenic,... some of the best descriptions of migraine are to be found in the Philosophical Transactions, given by the authors themselves...* " („*Der migränöse Patient gehört häufig zu einer sehr kultivierten und intellektuellen Klasse der Gesellschaft. Sein Temperament ist als nervenschwach zu bezeichnen ... die besten Beschreibungen der Migräne sind in philosophischen Fachzeitschriften zu finden, und von den Betroffenen selbst verfasst worden...*").

Die Tatsache, dass Samuel Wilks selbst unter Migräne litt, mag bei dieser Analyse eine Rolle gespielt haben.

Die Idee, dass Menschen mit Migräne bestimmte Persönlichkeitsmerkmale aufwiesen, nahm im 20. Jahrhundert noch einmal an Fahrt auf. Beispielhaft dafür soll auf die Haltung des bekannten und bereits oben erwähnten Neurologen Harold Wolff eingegangen werden, dessen Arbeiten auf die Gemeinschaft der Migräneforscher*innen großen Einfluss hatten. In seinem vielbeachteten Buch *Headache And Other Head Pain* beschrieb Harold Wolff 1948 die psychobiologische Konstitution der Migränepatienten. Auf der Basis einer Studie mit 46 Kranken listete er die Persönlichkeitsmerkmale auf, die er besonders häufig bei diesen Menschen beobachtet haben will. So seien Migränepatient*innen als Kinder zart, zurückgezogen und gehorsam, wiesen jedoch in bestimmten Situationen eine gewisse Sturheit und Unflexibilität auf. Da sie vertrauenswürdig und fleißig seien, würde man ihnen schon früh Verantwortung aufbürden. Als Erwachsene würden sich diese Merkmale weiter ausprägen. Die Menschen stünden unter Spannung und seien sehr ehrgeizig und erfolgsorientiert. Sie seien unermüdlich und benötigten eine klare Struktur. Ihre Persönlichkeit mache es ihnen schwer, mit anderen zusammen zu arbeiten, da sie unflexibel, ungeduldig und ablehnend wären und nicht delegieren könnten. Auch eine angebliche „sexuelle Unzufriedenheit der weiblichen Patientinnen" findet hier Erwähnung.[223] Am Ende hatte Wolff so viele verschiedene Charaktermerkmale aufgelistet, dass sich fast jeder in diesem Schema wiederfinden konnte. Sein Kollege John

Graham beschrieb die Menschen mit Migräne als Personen, die auf Grund ihres Charakters Stress suchten oder ihn selbst aufbauten, jedoch eine körperliche Konstitution hätten, die damit nicht umgehen könne.

Bevor nun Leser*innen in sich hineinhorchen und die innere Liste abhaken, sei hier klargestellt, dass bereits seit Ende der 1960er Jahre gezeigt werden konnte, dass diese Studien und die daraus resultierenden Behauptungen gravierende Schwächen aufwiesen. Denn sie bezogen sich auf eine hochselektive Gruppe von Menschen, die wegen ihres Leids einen Arzt oder Ärztin aufgesucht hatten. Es ist auch nie zu echten Vergleichsstudien gekommen. Hätte man diese Fragestellung seriös untersucht, hätte sich wohl gezeigt, dass es eine große Zahl von Menschen gab, welche einige der beschriebenen Charaktermerkmale hatten, aber nie in ihrem Leben unter Migräne gelitten haben. Genauso wie es sicher viele Menschen gab, die nicht dem gezeichneten Bild entsprachen und trotzdem unter Migräne leiden mussten. In dem von John Pearce 1975 herausgegebenen Buch *Modern Topics in Migraine* resümiert J. B. Foster:

„A great deal of nonsense has been written about the lifestyle of migraine sufferers, their personality, attitudes, ambitions, and frustrations.“ (*„Über den Lebensstil, die Persönlichkeit, die Haltung, Ambitionen und Frustrationen von Migränekranken ist sehr viel Unsinn geschrieben worden.“*)[224]

Obwohl schon so lange bekannt ist, dass es keine Migränepersönlichkeit gibt, existieren viele der Vorurteile, deren historische Entwicklung in diesem Kapitel nachvollzogen wurden, zum Leidwesen aller an Migräne erkrankten, noch immer in unserer Gesellschaft.

Sie machen den Betroffenen noch heute viel zu oft das Leben schwer. Eine Umfrage der Europäischen Migräne- und Kopfschmerz-Allianz von 2023 kommt zu dem Schluss, dass sich eine Mehrheit der über 4000 Befragten, im Alltag nach wie vor stigmatisiert fühlt.[225] Besonders beunruhigend ist das Ergebnis, dass 35% der Teilnehmer*innen aus diesem Grund sogar die Inanspruchnahme eines Arztes hinauszögern, da sie eine Verurteilung durch das medizinische Fachpersonal befürchten und 74% das Gefühl haben, dass ihre Erkrankung von Medizinern nicht ernst genommen wird.

Gegen diese Stigmatisierung kann nur Information helfen. Nicht nur Betroffene müssen mehr über Migräne erfahren, sondern auch Partner in Familie oder Beruf, die sich mit den Auswirkungen dieser Erkrankung konfrontiert sehen.

Wer unter einer Migräneattacke leidet, ist nicht schuld daran und muss sich auch nicht schuldig fühlen, wenn er oder sie Termine oder Verabredungen absagen muss. Alle, die an Migräne leiden, haben das Recht, bei ihren Mitmenschen Rücksichtnahme und Akzeptanz einzufordern, wenn sie durch eine Attacke nicht so leistungsstark sein können, wie sie es normalerweise sind. Arbeitgeber*innen, Kollegen und Kolleginnen, Freunde und Familie müssen lernen, was es bedeutet, wenn jemand unter einer Migräneattacke leidet.

Dennoch diskutiert auch die Deutsche MigräneLiga e.V. die Frage, ob Arbeitnehmer*innen am Arbeitsplatz offen mit ihrer Erkrankung umgehen sollten, kontrovers, und Menschen haben nicht ohne Grund Bedenken, Anderen ihre Erkrankung und damit einhergehende mögliche Einschränkungen anzuvertrauen.

Wer jedoch ein vertrauenswürdiges Gegenüber hat, für den kann es lohnend sein, offen mit seiner Erkrankung umzugehen, denn es findet sich viel mehr Akzeptanz, als man eventuell denkt. Die Wahrscheinlichkeit, dabei auf einen Leidenspartner zu treffen, ist sehr groß, denn fast 15% der Bevölkerung sind direkt, und ein zusätzlich großer Anteil über Familie oder Freundeskreis indirekt von Migräne betroffen. Der Austausch mit anderen bringt nicht nur Trost und Unterstützung, sondern fördert auch das Wissen um die Krankheit Migräne und das daraus unweigerlich folgende Verständnis.

Mehr erfahren

Das Wissen über die Erkrankung Migräne bleibt nicht stehen. Wissenschaftler*innen, Ärzt*innen und Medikamentenentwickler*-innen arbeiten kontinuierlich daran, das Leben mit Migräne für Betroffene erträglicher zu gestalten. Die Deutsche MigräneLiga e.V. ist am Puls der Entwicklung und eine hilfreiche Anlaufstelle für alle Fragen zum Thema Migräne. Man findet hier z. B. eine Liste der Ärzte und Kliniken, die Erfahrung mit der Behandlung von Migräne haben und andere hilfreiche Links, z.B. zu Selbsthilfegruppen. Weiterhin organisiert die MigräneLiga Veranstaltungen und Onlinevorträge von Fachärzt*innen zu unterschiedlichen Aspekten der Migräne. Ein Blick auf die Internetseite der MigräneLiga ist immer lohnenswert (www.migaeneliga.de), eine Mitgliedschaft bietet noch zusätzliche Vorteile.

In den USA findet jährlich der „Migraine World Summit" statt, eine Onlineveranstaltung (https://migraineworldsummit.com), bei der, im Verlauf mehrerer Tage, ausgewiesene internationale Expert*innen über ein weites Themenfeld in Verbindung mit Migräne spannende 30-minütige Vorträge halten. Wer diese Vorträge live hört, kann kostenfrei daran teilnehmen und sich über alle neuen Entwicklungen auf dem Laufenden halten.

Glossar

Akuttherapie: Bei der Behandlung der Migräne werden zwei Strategien verfolgt: die akute und die prophylaktische Therapie. Hinsichtlich der akuten Migräneattacke stützt man sich auf die Akuttherapie, die dazu dient, die in diesem Moment auftretenden Symptome, wie Kopfschmerz, Schwindel, Übelkeit u.a. direkt zu behandeln und so eine Linderung zu erreichen. Hierfür können sowohl Medikamente als auch nicht-medikamentöse Maßnahmen in Frage kommen. Letztere können z.B. die nicht-invasive Neurostimulation, aber auch Ruhe, ein abgedunkelter Raum, Kältekompressen oder eventuell Wärme sein.

Aura: Die Aura ist ein Vorbote der Kopfschmerzattacke. Dabei treten z.B. Sehstörungen wie Augenflimmern oder Gesichtsfeldausfälle auf. Aber auch andere Sinne können von dieser neurologischen Störung betroffen sein. So kann es zu Kribbeln und Taubheitsgefühlen oder Sprachstörungen kommen. Auch der Geruchssinn kann kurzfristig ausfallen. Nach maximal 60 Minuten hören die Aura-Symptome auf und danach beginnt meist der Kopfschmerz. Etwa 10 % der Menschen mit Migräne erleben eine Auraphase. Aura-Symptome findet man nur im Zusammenhang mit Migräne und sie sind ein eindeutiger Beweis dafür, dass Migräne eine neurologische Erkrankung ist, d.h. dass hier Nervenfunktionen im Gehirn gestört sind

CGRP: Das Calcitonine Gene-related Peptide (CGRP) gehört zu den Neuropeptiden, die als Botenstoffe die Funktion von Nerven steuern. Es wirkt Blutgefäß erweiternd. Man findet Rezeptoren für CGRP besonders im Gehirn, im Darm und im Herzen. CGRP wird auch zu den Entzündungsbotenstoffen gezählt. CGRP spielt eine Rolle in der Auslösung der Migräneattacke und seine Konzentration ist während einer Attacke im Blut erhöht. Verschiedene Medikamente zur Behandlung der Migräne wirken auf die Freisetzung (Triptane) und auf die Aktivität von CGRP (CGRP-Antikörper).

Cortex: Der Cortex, auch die Hirnrinde genannt, bezeichnet den äußeren Mantel des Gehirns. Meist ist damit nur die Großhirnrinde gemeint. Die Großhirnrinde erhält Informationen vom Thalamus. Diese Informationen umfassen Sinneseindrücke der verschiedenen Sinnesorgane wir Augen, Ohren, Tastsinn, Geruch. Die Cortex Region spielt eine wichtige Rolle bei der Verarbeitung und Bewusstwerdung von Nervensignalen.

Entzündungsbotenstoffe: Es handelt sich um Botenstoffe, die vom Körper ins Blut ausgeschüttet werden, wenn dieser eine Attacke fremder Keime (Infektion) bemerkt. Diese Botenstoffe dienen dazu, dem Körper zu helfen, die Infektion zu bekämpfen. Entzündungsbotenstoffe aktivieren Zellen des Immunsystems und stimulieren die Blutgefäße. Manchmal kommt es zu einer Fehlreaktion, d.h. zu einer Aktivierung der Entzündungsbotenstoffe, auch wenn keine fremden Keime den Körper attackieren. Diese Fehleinschätzung führt z.B. zu einer Migräneattacke.

Genveränderung (Mutation): Gene sind der Bauplan für alle Protein- und Nukleinsäure - Bausteine unseres Körpers. Kurz gesagt der Bauplan für einen gesunden Körper. Ist dieser Bauplan korrekt, sind auch die daraus resultierenden Bausteine funktionsfähig. Kommt es zu Veränderungen des Bauplans (Genveränderungen), die auch als Mutationen bezeichnet werden, kann es passieren, dass die daraus entstehenden Bausteine nicht mehr richtig funktionieren. Im Falle der Migräneerkrankung kennt man bereits über 100 Mutationen, die mit Migräne in Zusammenhang gebracht werden. Diese Mutationen führen zu den körperlichen Veränderungen, die Menschen anfällig machen für Migräne.

Hirnhaut: Die Hirnhaut, auch Dura genannt, besteht aus drei Schichten. Sie umhüllt das Gehirn und grenzt es zum Schädelknochen hin ab. Sie ist dazu da, das Gehirn zu schützen. Außerdem werden über die Dura Abfallstoffe aus dem Gehirn entfernt.

Medikamentenübergebrauchskopfschmerz: Werden Schmerzmittel über einen längeren Zeitraum zu häufig eingenommen, kann es zu einem sogenannten Medikamentenübergebrauchskopfschmerz (kurz: MÜK) kommen. In diesem Fall werden die Kopfschmerzen durch die Einnahme des Medikaments induziert bzw. verstärkt. Es muss daher immer die 10/20-Regel beachtet werden, die besagt, dass innerhalb von 30 Tagen maximal an 10 Tagen Triptane eingenommen werden dürfen (10 Tage Triptan/20 Tage kein Schmerzmittel). Hält man sich an diese Regel, sollte kein Medikamentenübergebrauchskopfschmerz auftreten.

Migräne: Eine neurologische Erkrankung, die ihre Ursache in der genetischen Veranlagung hat. Migräne hat viele Symptome, wie z.B. Übelkeit, Schwindel, Sprachfindungsstörungen, Licht- und Geräuschempfindlichkeit und einen charakteristischen, einseitigen, oft pulsierenden Kopfschmerz.

Nervensystem: Das Nervensystem ist die Gesamtheit aller Nervenzellen des menschlichen Körpers. Es dient der Wahrnehmung der Umweltreize und der Steuerung der Reaktion auf diese Reize. Das willkürliche Nervensystem steuert alles Prozesse, die uns bewusst sind, wie z.B. die Muskeln von Armen, Beinen oder im Gesicht. Das autonome Nervensystem steuert Grundfunktionen des Körpers wie z.B. Herzschlag, Körpertemperatur und Verdauung. Man unterscheidet das zentrale Nervensystem, das die Nervenzellen im Gehirn und Rückenmark umfasst, und das periphere Nervensystem, das alle anderen Nervenzellen des Körpers umfasst.

Neuropeptide: Botenstoffe, die in das Blut abgegeben werden. Sie beeinflussen die Feinabstimmung und die Funktion von Nervenzellen im ganzen Körper.

Nicht-invasive Neurostimulation: die nicht-invasive Neurostimulation ist ein anerkanntes Verfahren in der Schmerztherapie. Sowohl als ergänzendes Verfahren zur Vorbeugung als auch zur Akutbehandlung von Migräne werden Instrumente der externen, also nicht-invasiven, Neurostimulation immer interessanter. Neurostimulationsgeräte (auch Devices, Wearables oder Portables genannt), wie z.B. Cefaly, gammaCore oder Nerivio, sind kleine elektronische Geräte, die mithilfe schwacher Stromimpulse bestimmte Nerven reizen. Dies geschieht nicht-invasiv, d.h. der Stromimpuls gelangt von außen durch die Haut zum Nerv. Diese Impulse sollen auf die Nervenaktivität wirken, Muster von Schmerzsignalen sollen verändert und im besten Fall harmonisiert und normalisiert werden. Mit diesen Verfahren soll die körpereigene Schmerzabwehr stabilisiert und die Empfindlichkeit gegenüber Schmerzsignalen reduziert werden.

Prophylaxe: Bei der Prophylaxe handelt es sich um vorbeugende Maßnahmen. Sie dienen, im Falle der Migräneerkrankung, dazu, die Zahl der Migräneattacken zu reduzieren und die Anfallsstärke zu verringern. Für die Migräneprophylaxe gibt es sowohl nicht-medikamentöse Maßnahmen als auch Medikamente. Als nicht-medikamentöse Maßnahmen sind z.B. Entspannungs- und Achtsamkeitsübungen, Sport und Ernährung geeignet. Zur medikamentösen Prophylaxe werden spezifische Antikörpertherapien oder auch Therapien mit anderen Medikamenten empfohlen.

Randomisierte-kontrollierte Studie: Wird eine medzinische Studie in einem randomisiert-kontrollierten Verfahren durchgeführt, gilt sie in der medizinischen Forschung als besonders aussagekräftig. Man spricht vom Goldstandard. Die Studienteilnehmer*innen werden nach dem Zufallsprinzip (randomisiert) den jeweiligen Testgruppen zugeordnet. Wenn die Zahl der Teilnehmer*innen groß genug ist, kommt es dadurch zu einer möglichst gleichmäßigen Verteilung von möglichen, evtl. unbekannten, Einflussfaktoren. Kontrolliert bedeutet, dass es neben der Gruppe, die das zu testende Medikament erhält oder das zu untersuchende Verfahren durchläuft, eine Kontrollgruppe gibt, die z.B. ein Placebo-Medikament bekommt oder falls möglich ein

Scheinverfahren, wie z.B. eine Scheinakupunktur, durchläuft. Die Kontrollgruppe kann jedoch auch eine negativ-Gruppe sein, die kein Medikament bekommt oder z.B. kein Achtsamkeitstraining durchläuft.

Schmerzgedächtnis: Das Schmerzgedächtnis ist ein wichtiger Grund für die Chronifizierung von Schmerzen. Durch ständige Wiederholung akuter Schmerzreize merkt sich das Gehirn den Schmerz und ruft ihn auch dann ab, wenn eigentlich keine Ursache dafür vorhanden ist. Das Schmerzempfinden wird übersensibel und der Körper reagiert selbst auf sehr kleine Reize mit überproportional großem Schmerz. Eine wichtige Vorbeugemaßnahme ist die rechtzeitige, wirkungsvolle Behandlung des akuten Schmerzes.

Status migraenosus: Dauert eine Migräneattacke länger als drei Tage, spricht man von einem Status migraenosus. Wichtig ist es in einem solchen Fall nicht weiter auf Triptane oder andere Schmerzmittel zu setzen, denn diese wirken mit jedem Tag nur weniger und kürzer. Auch wenn es schwer hinzunehmen ist, verlängert in dieser Situation eine weitere Einnahme von Triptanen die Attacke eher, anstatt sie zu verkürzen. Beim Status migraenosus ist es wichtig, sich ärztliche Hilfe zu holen. Diese kann ambulant oder stationär im Krankenhaus erfolgen Der Status migraenosus ist eine Migränekomplikation und ein deutliches Signal dafür, dass das bestehende Behandlungskonzept gemeinsam mit der behandelnden Ärztin oder dem Arzt hinterfragt werden muss.

Trigeminusnerv: Der Trigeminusnerv ist der fünfte Hirnnerv, der paarig, d.h. sowohl auf der linken als auch auf der rechten Kopfseite, verläuft. Dieser Nerv hat drei Äste, die den oberen Kopfbereich (Stirn, Augen, Nase), den Oberkiefer und den Unterkiefer ansteuern. Der Trigeminusnerv empfängt die Schmerzimpulse, die beim Migränekopfschmerz auftauchen. Daher ist der Kopfschmerz meist in den Regionen des Kopfes lokalisiert, die der Trigeminusnerv ansteuert.

Trigger: Trigger der Migräne sind physische, psychische und sensorische Faktoren, welche eine Migräne unter Umständen auslösen können. Trigger sind nicht die Ursache der Migräne. Ein einzelner Trigger allein macht noch keine Migräne. Ein bestimmter Trigger zeigt auch nicht immer die gleiche Wirkung. An manchen Tagen löst z.B. Stress eine Migräneattacke aus, an anderen Tagen nicht. Anstatt einzelne Trigger zu analysieren, sollte das Augenmerk auf der Summe der Trigger liegen, die auf einen Menschen mit Migräne im Verlauf der Zeit einströmen. Auch der Lebensstil (Umgang mit Stress, Ernährung, Sport) und die Konstitution (physische und psychische Verfassung) sind für die Wirkung einzelner Trigger wichtig. Denn Lebensstil und Konstitution können dafür entscheidend sein, wie hoch oder wie niedrig die Reizschwelle ist und ob die Summe der Trigger letztendlich eine Migräne auslösen kann.

Triptan: Triptane sind spezifische Schmerzmedikamente, die ausschließlich zur Behandlung des Migränekopfschmerzes eingesetzt werden. Sie greifen direkt in die Prozesse im Gehirn ein, die die Attacke auslösen. Je früher Triptane im Verlauf einer Migräneattacke eingenommen werden, desto besser wirken sie. Es gibt insgesamt sieben verschiedene Triptane, die sich in ihrer Stärke, der Wirkdauer und der Wirkgeschwindigkeit unterscheidet.

Literaturverzeichnis

[1] The International Classification of Headache Disorders 3rd Edition, https://ichd-3.org (abgerufen 22.04.2024).

[2] https://schmerzklinik.de/service-fuer-patienten/vor-und-nachsorge/ (abgerufen am 16.04.2024).

[3] Hans-Christoph Diener, Stefanie Förderreuther, et al., *Therapie der Migräneattacke und Prophylaxe der Migräne, S1-Leitlinie*, DGN und DMKG, in: Deutsche Gesellschaft für Neurologie (Hrsg.), Leitlinien für Diagnostik und Therapie in der Neurologie, 2022, S. 14.

[4] Peng, K. P. et al., *Migraine understood as a sensory threshold disease,* Pain 160, 2019, S. 1494 - 1501.

[5] Andreou, A. P. et al., *Mechanisms of migraine as a chronic evolutive condition,* The Journal of Headache and Pain 20, 2019, S. 117 - 133.

[6] Hautakangas, H., et al., *Genome-wide analysis of 102,084 migraine cases identifies 123 risk loci and subtype-specific risk alleles*, Nat Genet 54, 2022, S. 152 - 160.

[7] Charles, A., *The pathophysiology of migraine: implications for clinical management*, Lancet Neurol. 17, 2018, S. 174 - 182.

[8] Diener, H. C., *Migräne – Ein Buch mit sieben Siegeln?*, Stuttgart, 2002. S. 42.

[9] Ebenda, S. 131.

[10] Christoph Shankin, *What are potential implications of migraine for brain structure and function*, 2019 https://www.scienceofmigraine.com/structural-and-functional-impact-on-the-brain/ (abgerufen am 29.05.2021).

[11] Gross, E.C., et al. *The metabolic face of migraine — from pathophysiology to treatment*. Nat Rev Neurol. 15, 2019, S. 627 - 643.

[12] Aurora, S.K., et al., *The brain is hyperexcitable in migraine*, Cephalalgia 27, 2007, S. 1442 - 1453.

[13] Bianca Leppert, *Ich hab' Migräne – und was ist deine Superkraft?,* [Audio Podcast], 2019, Interview mit Migräne-Spezialist Prof. Dr. Hartmut Göbel [online], https://open.spotify.com/episode/7vuqkWcBQeYvioI4tYlP7f.

[14] Peng, K.-P., et al., *Migraine understood as a sensory threshold disease,* Pain 116, 2019, S. 1494 - 1501.

[15] Gross et al., *The metabolic face of migraine — from pathophysiology to treatment*, a.a.O.

[16] https://schmerzklinik.de/service-fuer-patienten/migraene-wissen/ursachen/ (abgerufen am 15.06.2020).

[17] Charles, A., *The pathophysiology of migraine: implications for clinical management*, a.a.O.

[18] Ebenda.

[19] Charly Gaul und Hans Christoph Diener, *Kopfschmerzen – Pathophysiologie-Klinik-Diagnostik-Therapie*, Thieme Verlag, Stuttgart, 2016, EBook, S. 84.

[20] Andreou, et al., *Mechanisms of migraine as a chronic evolutive condition*, a.a.O.

[21] Ebenda.

[22] Gross et al., *The metabolic face of migraine — from pathophysiology to treatment*, a.a.O.

[23] Göbel, *Erfolgreich gegen Kopfschmerzen und Migräne*, a.a.O., S. 108.

[24] Bianca Leppert, *Ich hab' Migräne – und was ist deine Superkraft?,* [Audio Podcast], 2019, Interview mit Migräne-Forscher Markus Dahlem von M-Sense, 2019 [online], https://open.spotify.com/episode/7wgnk5goul5b50pFQuQm0C.

[25] Göbel, *Erfolgreich gegen Kopfschmerzen und Migräne*, a.a.O. S. 205.

[26] Leppert, *Ich hab' Migräne – und was ist deine Superkraft?,* [Audio Podcast], 2019, Interview mit Migräne-Forscher Markus Dahlem von M-Sense, a.a.O.

[27] Ebenda.

[28] Gaul & Diener, *Kopfschmerzen – Pathophysiologie-Klinik-Diagnostik-Therapie*, a.a.O., S. 108.

[29] Göbel, *Erfolgreich gegen Kopfschmerzen und Migräne*, a.a.O., S. 180.

[30] Ebenda, S. 194.

[31] Gaul & Diener, Kopfschmerzen – Pathophysiologie-Klinik-Diagnostik-Therapie, a.a.O., S. 102.

[32] Föderreuther, S. et al., *Neues und Bekanntes zur Migräne*, Fortschr. Neurol. Psychiatr. 81, 2013, S. 307.

[33] Gaul & Diener, *Kopfschmerzen – Pathophysiologie-Klinik-Diagnostik-Therapie*, a.a.O., S. 110.

[34] Ebenda, S. 110.

[35] Göbel, *Erfolgreich gegen Kopfschmerzen und Migräne*, a.a.O., S. 203.

[36] Filippi, M., et al., *The chronic Migraine Brain: What have we learned from Neuroimaging?*, Front. Neurol. 10, 2020, S. 1356.

[37] https://www.schmerzhilfe.de/schmerzgedaechtnis/ (abgerufen am 11.07.2024).

[38] Stubberud, A., Buse, D.C., et al., *Is there a causal relationship between stress and migraine? Current evidence and implications for management.* J Headache Pain, 22, 2021, S. 155.

[39] *Schlafstörungen*, Max Planck Institut für Psychiatrie, https://www.psych.mpg.de/848223/schlaf (abgerufen am 30.04.2024).

[40] Pellegrino, A. B .W., Davis-Martin, R. E., et al., *Perceived triggers of primary headache disorders: A meta-analysis*. Cephalalgia, 38, 2018, S. 1188-1198.

[41] Brené Brown, *Atlas of the heart*, London, 2021, S. 5.

[42] Stubberud, A., Buse, D.C., et al., a.a.O.

[43] Messlinger, K., Funakubo, M., et al., *Increases in neuronal activity in rat*

spinal trigeminal nucleus following changes in barometric pressure--relevance for weather-associated headaches? Headache, 50, 2010, S. 1449-63.

[44] Amin, F. M., Aristeidou, S., et al., *The association between migraine and physical exercise*. J Headache Pain, 10, 2018, S. 83.

[45] Deborah Friedmann, *Light sensitivity and therapy for migraine*, 2021, Migraine world summit, https://migraineworldsummit.com/talk/light-sensitivity-and-therapy-for-migraine/ (abgerufen am 09.05.2024).

[46] Lipton, R. B., Melo-, A., et al. *Narrow band green light effects on headache, photophobia, sleep, and anxiety among migraine patients: an open-label study conducted online using daily headache diary*. Front Neurol. 14, 2023, S. 1282236.

[47] Penzien, D. B., Irby, M. B., et al., *Well-Established and Empirically Supported Behavioral Treatments for Migraine*, Curr Pain Headache Rep., 19, 2015, S. 34.

[48] Meyer, B., Keller, A., et al., *Progressive muscle relaxation reduces migraine frequency and normalizes amplitudes of contingent negative variation (CNV)*, J Headache Pain, 17, 2016, S. 37.

[49] Diener, Förderreuther, et al., *Therapie der Migräneattacke und Prophylaxe der Migräne, S1-Leitlinie*, DGN und DMKG, a.a.O, S. 126.

[50] Seng, E. K., Singer, A. B., et al., *Does Mindfulness-Based Cognitive Therapy for Migraine Reduce Migraine-Related Disability in People with Episodic and Chronic Migraine? A Phase 2b Pilot Randomized Clinical Trial*, Headache, 59, 2019, S. 1448-1467.

[51]https://www.schmerzgesellschaft.de/topnavi/patienteninformationen/psychologische-schmerzbehandlung/kognitive-verhaltenstherapie (abgerufen am 25.06.2024).

[52] Dudeney J, Sharpe L, et al., *Are psychological interventions efficacious for adults with migraine? A systematic review and meta-analysis*. Headache. 62, 2022, S. 405-419.

[53] Andrasik F., *Biofeedback in headache: an overview of approaches and evidence.* Cleve Clin J Med., 77, Suppl 3, 2010, S. 72-6.

[54] Baillie LE, Gabriele JM, et al., *A systematic review of behavioral headache interventions with an aerobic exercise component*, Headache, 54, 2014, S. 40-53.

[55]Kuruvilla, D. E., Mann, J. I., et al., *Phase 3 randomized, double-blind, sham-controlled Trial of e-TNS for the Acute treatment of Migraine (TEAM).* Sci Rep., 12, 2022, S. 5110.

[56]Schoenen, J., Ambrosini, A. *Update on noninvasive neuromodulation for migraine treatment-Vagus nerve stimulation*, Prog Brain Res., 255, 2020, S. 249-274.

[57]Diener, Förderreuther, et al., *Therapie der Migräneattacke und Prophylaxe der Migräne, S1-Leitlinie*, a.a.O., S. 131

[58]https://www.dmkg.de/files/dmkg.de/Empfehlungen/ (abgerufen am 12.02.2024)

[59] Göbel, *Erfolgreich gegen Kopfschmerzen und Migräne*, a.a.O., S. 301.

[60] Diener, Förderreuther, et al., *Therapie der Migräneattacke und Prophylaxe der Migräne, S1-Leitlinie*a.a.O, S. 26.

[61] Ebenda, S.29.

[62] Göbel, *Erfolgreich gegen Kopfschmerz und Migräne*, a.a.O., S. 222.

[63] Ebenda, S. 310.

[64] Ebenda, S. 311.

[65] Diener, Förderreuther, et al., *Therapie der Migräneattacke und Prophylaxe der Migräne*, a.a.O., S. 23.

[66] Ebenda, S. 18.

[67] Ebenda, S. 19.

[68] Göbel, *Erfolgreich gegen Kopfschmerzen und Migräne*, a.a.O., S. 317.

[69] Diener, Förderreuther, et al., *Therapie der Migräneattacke und Prophylaxe*

der Migräne, a.a.O..

[70] Ebenda, S. 31.

[71] Ruth Ruscheweyh, et al., *Neues in der Migränetherapie*, Nervenheilkunde 40, Nr. 3, 2021, S. 140 - 148.

[72] Ebenda.

[73] David Dodick, *Discovering new treatments worth trying*, Migraine world summit 2021.

[74] Diener, et al., *Therapie der Migräneattacke und Prophylaxe der Migräne*, a.a.O., S. 34.

[75] David Dodick, *Discovering new treatments worth trying*, Migraine world summit 2021.

[76] Sexton, M., et al., *Medical Cannabis for Migraine and Pain*, Practical Neurology, May, 2021, S. 30 - 36.

[77] Schuster, N. M., *The latest Cannabis Research for Migraine*, Migraine World Summit 2022, https://migraineworldsummit.com/talk/the-latest-cannabis-research-for-migraine/

[78] Göbel, *Erfolgreich gegen Kopfschmerzen und Migräne*, a.a.O., S. 21.

[79] Ebenda, S. 312.

[80] https://www.schmerzklinik.de/wp-content/uploads/2009/02/die_triptanschwelle.pdf (abgerufen am 01.07.2024).

[81] https://www.tk.de/techniker/magazin/digitale-gesundheit/apps/migraene-app-2025392

[82] Bianca Leppert, *Ich hab' Migräne – und was ist deine Superkraft?*, [Audio-Podcast], 2019, Interview mit Migräne-Experte Dr. Holger Kaube [online], https://open.spotify.com/episode/0uKn2g9AKThZRY2ABZBhz7.

[83] Charly Gaul und Hans Christoph Diener, *Kopfschmerzen Pathophysiologie-Klinik-Diagnostik-Therapie*, Ebook, Essen 2016, Kap. 7.3.1.1.

[84] Diener, Förderreuther, et al., *Therapie der Migräneattacke und Prophylaxe*

der Migräne, a.a.O..

[85] Göbel, *Erfolgreich gegen Kopfschmerz und Migräne*, a.a.O., S. 408.

[86] Ebenda, S. 409.

[87] https://www.tk.de/techniker/magazin/digitale-gesundheit/gesundheits-apps/migraene-app-2025392?tkcm=aaus (abgerufen am 11.03.2025)

[88] Ebenda, S. 330 - 331.

[89] Gaul und Diener, *Kopfschmerzen Pathophysiologie-Klinik-Diagnostik-Therapie*, a.a.O., Kap. 7.3.1.1.

[90] https://schmerzklinik.de/status-migraenosus-wenn-die-migraene-einfach-nicht-aufhoeren-will/ (abgerufen am 24.02.2022).

[91] Göbel, Erfolgreich gegen Kopfschmerz und Migräne, a.a.O., S. 236.

[92] Ebenda, S. 238 - 240.

[93] Ebenda, S. 246 - 258.

[94] Ebenda, S. 271 - 272.

[95] Ruscheweyh et al., *Neues in der Migränetherapie*, Nervenheilkunde, a.a.O.

[96] Göbel, *Erfolgreich gegen Kopfschmerzen und Migräne*, a.a.O., S. 273.

[97] Diener, Förderreuther, et al., *Therapie der Migräneattacke und Prophylaxe der Migräne*, a.a.O., S. 63.

[98] Ashina M, et al.. *Long-term efficacy and safety of erenumab in migraine prevention: Results from a 5-year, open-label treatment phase of a randomized clinical trial*, Eur J Neurol. 28, 2021, S. 1716 - 1725.

[99] Reuter, U., et. al., *Erenumab versus topiramate for the prevention of migraine - a randomised, double-blind, active-controlled phase 4 tria*l, Cephalalgia 42, 2022, S. 108 - 118.

[100] Diener, Förderreuther, et al., *Therapie der Migräneattacke und Prophylaxe der Migräne*, a.a.O., S. 54.

[101] Göbel, *Erfolgreich gegen Kopfschmerzen und Migräne*, a.a.O., S. 258.

[102] Dahri, M., et al., *Oral coenzyme Q10 supplementation in patients with*

migraine: Effects on clinical features and inflammatory markers. Nutritional Neuroscience 22, 2019, S. 607 - 615.

[103] Gaul, C., et al., *Improvement of migraine symptoms with a proprietary supplement containing riboflavin, magnesium and Q10: a randomized, placebo-controlled, double-blind, multicenter trial*, J. Headache and Pain 16, 2015, S. 32.

[104] Diener, Förderreuther, et al., *Therapie der Migräneattacke und Prophylaxe der Migräne*, a.a.O.

[105]Göbel, *Erfolgreich gegen Kopfschmerz und Migräne*, a.a.O., S. 266 - 267.

[106] Diener, Förderreuther, et al., *Therapie der Migräneattacke und Prophylaxe der Migräne*, a.a.O, S. 115.

[107]Göbel, *Erfolgreich gegen Kopfschmerz und Migräne*, a.a.O., S. 278 - 279.

[108] Griffith, L. *Understanding the genetics of headache*. 2022. Migraine World Summit, https://migraineworldsummit.com/talk/understanding-the-genetics-of-headache/

[109] Hardy, T. M. et al., *Epigenetic diet: impact on the epigenome and cancer,* Epigenomics 3, 2011, S. 503 - 518.

[110] Fitzgerald, K. N., et al., *Potential reversal of epigenetic age using a diet and lifestyle intervention: a pilot randomized clinical trial*, Aging 13, 2021, S. 9419 - 9432.

[111] Del Moro, L. et al., *Migraine, Brain Glucose Metabolism and the "Neuroenergetic" Hypothesis: A Scoping Review*, J. of Pain 23, 2022, S. 1294 – 1317.

[112] https://www.dge.de

[113] Hajjarzadeh S., et al., *Comparison of Diet Quality Between Women With Chronic and Episodic Migraine*, Headache 59, 2019, S. 1221 - 1228.

[114] Hindiyeh N. A., et al., *The Role of Diet and Nutrition in Migraine Triggers and Treatment: A Systematic Literature Review*. Headache 60, 2020, S. 1300 - 1316.

[115] Ebenda.

[116] Göbel, *Erfolgreich gegen Kopfschmerz und Migräne*, a.a.O., S. 215.

[117] Edvinsson, L., et al., *Does inflammation have a role in migraine?* Nature Reviews Neurology, 15, 2019, S. 483–490.

[118] https://sincephalea.de/so-funktionierts/ abgerufen am 24.6.2024.

[119] Ramsden, C. E., et al., *Dietary alteration of n-3 and n-6 fatty acids for headache reduction in adults with migraine: randomized controlled trial*, BMJ, 30, 2021, S. 374.

[120] Wittbrodt, M. T., et al., *Dehydration Impairs Cognitive Performance: A Meta-analysis*, Medicine & Science in Sports & Exercise 50, 2018, S. 2360 - 2368.

[121] Martin V. T., et al., *Diet and Headache: Part 1*, Headache 56, 2016, S. 1543 - 1552.

[122] Juliano, L. M., et al., *A critical review of caffeine withdrawal: empirical validation of symptoms and signs, incidents, severity, and associated features*, Psychopharmacology 176, 2004, S. 1 - 29.

[123] https://www.kaffeeverband.de/de/kaffeewissen/geschichte#kaffeewissen-slider-93 (abgerufen am 21.08.2021)

[124] Juliano, et al., *A critical review of caffeine withdrawal:empirical validation of symptoms and signs, incidents, severity, and associated features,* a.a.O.

[125] Martin et al.. *Diet and Headache: Part 1*, a.a.O.

[126] Lunt, M. J., et al., *Measuring caffeine-induced changes in middle cerebral artery blood velocity using transcranial Doppler in patients recovering from ischaemic stroke*, Physiological Measurement 23, 2002, S. 375 - 383.

[127] Guzzo L.S., et al., *Cafestol, a coffee-specific diterpene, induces peripheral antinociception mediated by endogenous opioid peptides*, Clin Exp Pharmacol Physiol. 39, 2012, S. 412 - 416.

[128]Diener H. C., et al., *The fixed combination of acetylsalicylic acid,*

paracetamol and caffeine is more effective than single substances and dual combination for the treatment of headache: A multicentre, randomized, double-blind, single-dose, placebo-controlled parallel group study, Cephalalgia 25, 2005, S. 776 - 787.

[129] Göbel, *Erfolgreich gegen Kopfschmerzen und Migräne*, a.a.O. S. 223.

[130] Martin et al., *Diet and Headache: Part 1*, a.a.O.

[131] Ebenda.

[132] Ebenda.

[133] Wiese, J. G., et al., *The alcohol hangover*, Ann. Intern. Med. 6, 2000, S. 897 - 902.

[134] Onderwater, G.L.J., et al., *Alcoholic beverages as trigger factor and the effect on alcohol consumption behavior in patients with migraine*, Eur. J. Neurol. 26, 2019, S. 588 - 595.

[135] Martin et al., *Diet and Headache: Part 1*, a.a.O.

[136]https://www.dge.de/wissenschaft/weitere-publikationen/fachinformationen/*igg-tests-zur-diagnose-von-lebensmittelunvertraeglichkeiten-sind-untauglich/*. (abgerufen am 6.12.2021)

[137] Kleine-Tebbe, J. et al., *Keine Empfehlung für IgG- und IgG4-Bestimmungen gegen Nahrungsmittel*, Allergo J. 18, 2009, S. 267 – 273.

[138] Martin V. T., et al., *Diet and Headache: Part 2*, Headache 56, 2016, S. 1553 - 1562.

[139] Bongiovanni D., et al., *Effectiveness of ketogenic diet in treatment of patients with refractory chronic migraine*, Neurol. Sci.. 42, 2021, S. 3865 - 3870.

[140] Keene D. L., *A systematic review of the use of the ketogenic diet in childhood epilepsy*, Pediatr Neurol. 35, 2006, S. 1 - 5.

[141] Göbel, *Erfolgreich gegen Kopfschmerzen und Migräne*, a.a.O., S. 335.

[142] https://www.tk.de/presse/themen/arzneimittel/kopfschmerzreport-2088710 (abgerufen am 02.12.2021).

[143] Emily Sohn, *The unique demands of childhood migraine*, 2020, Nature Outlook. https://www.nature.com/articles/d41586-020-02869-2, (abgerufen am 19.01.2021).

[144] Göbel, *Erfolgreich gegen Kopfschmerzen und Migräne*, a.a.O., S. 335.

[145] Sohn, *The unique demands of childhood migraine*, a. a. O.

[146] Göbel, *Erfolgreich gegen Kopfschmerzen und Migräne*, a.a.O., S. 337 - 338.

[147] Göbel, *Erfolgreich gegen Kopfschmerzen und Migräne*, a. a. O., S. 339.

[148] Kroner, J. W. et al., *Cognitive behavioral therapy ply amitriptyline for children and adolescents with chronic migraine reduces headache days to <4 per month*, Headache 56, 2016, S. 711 - 716.

[149] Göbel, *Erfolgreich gegen Kopfschmerzen und Migräne*, a. a. O., S. 342.

[150] Ebenda, S. 343.

[151] Hershey A. D., et al., *Remote electrical neuromodulation for acute treatment of migraine in adolescents*, Headache 61, 2020, S. 310 – 317.

[152] Tepper S. J., et al., *Real-world Experience with Remote Electrical Neuromodulation in the Acute Treatment of Migraine*, Pain Med. 21, 2020, S. 3522 - 3529.

[153] Neville A., et al., *A "dyadic dance": pain catastrophizing moderates the daily relationships between parent mood and protective responses and child chronic pain*, Pain 161, 2020, S. 1072 - 1082.

[154] https://www.kindergesundheit-info.de/themen/medien/mediennutzung/medienerziehung/ (abgerufen am 01.07.2024).

[155] Göbel, *Erfolgreich gegen Kopfschmerzen und Migräne*, a. a. O., S. 336 - 337.

[156] Pothmann, R., et al., *Migräne und Kopfschmerzen bei Kindern und Jugendlichen*, Deiningen 2016, S. 61. https://www.migraeneliga.de/ratgeber und buecher/ (abgerufen am 15.02.21).

[157] https://www.studentenwerke.de/de/content/landesrechtliche-regelungen-nachteilsausgleiche-im-studium (abgerufen am 01.07.2024).

[158] https://www.tk.de/presse/themen/arzneimittel/kopfschmerzreport-2088710. (abgerufen am 02.12.2021).

[159] Die offizielle deutschsprachige Version ist im Internet unter www.ihs-klassifikation.de zu finden.

[160] Ansari, T., et al. *Management of Menstrual Migraine.* Curr. Neurol. Neurosci. Rep. 20, 2020, S. 45.

[161] Lay C. L., et al., *Migraine in women.* Neurol Clin. 27, Nr. 2, 2009, S. 503 - 11.

[162] Grazzi L, et al., *Non-invasive Vagus Nerve Stimulation (nVNS) as mini-prophylaxis for menstrual/menstrually related migraine: an open-label study*, J. Headache Pain, 17, 2016, S. 91.

[163] Wiegratz, I., et al., *Hormonale Kontrazeption – was, wann, für wen?*, Deutsches Ärzteblatt, 108, 2011, S. 28 - 29.

[164] Sacco S, et al., *Effect of exogenous estrogens and progestogens on the course of migraine during reproductive age: a consensus statement by the European Headache Federation (EHF) and the European Society of Contraception and Reproductive Health (ESCRH).* J. Headache Pain, 19, 2018, S. 76.

[165] Göbel, *Erfolgreich gegen Kopfschmerzen und Migräne*, a.a.O., S. 360.

[166] Ishii R., et al., *Effect of Migraine on Pregnancy Planning: Insights from the American Registry for Migraine Research*. Mayo Clin Proc. 95, 2020, S. 2079 - 2089.

[167] Sances G., et al., *Course of migraine during pregnancy and postpartum: a prospective study.* Cephalalgia 23, 2003, S. 197-205

[168] Granella F., et al., *Migraine with aura and reproductive life events: a case control study.* Cephalalgia 20, 2000, S. 701 - 707.

[169] Göbel, Erfolgreich gegen Kopfschmerzen und Migräne, a.a.O., S. 355.

[170] Marozio L., et al., *Headache and adverse pregnancy outcomes: a prospective study*. Eur J Obstet Gynecol Reprod Biol. 161, 2012, S. 140 - 143.

[171] https://www.destatis.de/DE/Themen/Gesellschaft-Umwelt/Bevoelkerung/Sterbefaelle-Lebenserwartung/_inhalt.html (abgerufen am 01.07.2024).

[172] Susanne Esche-Belke und Suzann Kirschner-Brouns, *Midlife-Care, Wie wir die Lebensmitte meistern und die Kraft unserer Hormone nutzen*, 2020, Bastei-Lübbe, Köln.

[173] Ebenda, S. 89 - 108.

[174] Ebenda, S. 92.

[175] Hugger, S. S., Do, T.P., et al., *Migraine in older adults*. Lancet Neurol. 22, 2023, S. 934-945.

[176] Göbel, *Erfolgreich gegen Kopfschmerzen und Migräne*, a.a.O., S. 28.

[177] Ebenda, S. 2.

[178] Katherine Foxhall, *Migraine: A History*, 2019, Baltimore (MD): Johns Hopkins University Press. https://library.oapen.org/handle/20.500.12657/47718, (abgerufen am 25.06.2022).

[179] Alvarez, W. C., *Was there sick headache in 3000 B.C.?*, Gastroenterology, 1945, S. 524. PMID: 21012748.

[180] Ritter, G., *Die Neurologie in der hippokratischen Medizin*, Nervenarzt 40, 1969, S. 327 - 333.

[181] Patterson, S., et al., *Sometimes jello helps: Perception of headache etiology, triggers, and treatment in literature*, Headache 33, 1993, S. 76 – 81.

[182] Pearce, J. M. S., *Historical aspects of migraine*, J. Neurol. Neurosurg. Psychiatry 49, 1986, S. 1097 - 1103.

[183] Ebenda.

[184] Gralow, I., et al., *Schmerztherapie interdisziplinär: Pathophysiologie,*

Diagnostik, Therapie, 2002 Stuttgart.

[185] Arnold P. Friedman, *The headache in history, literature, and legend*, Bull NY AcadMed 48, 1972, S. 661 - 681.

[186] Rosner, F., *Neurology in the bible and Talmud*, Isr. J. Med. Sci. 11, 1975, S. 385 -397.

[187] Foxhall, *Migraine: A History,* a.a.O., S.29.

[188] Stefan Evers, *Die Medizingeschichte der Mig*räne, https://www.migraeneliga.de/die-medizingeschichte-der-migraene/. (abgerufen am 29.09.2020.

[189] Ebenda.

[190] Ebenda.

[191] Ebenda.

[192] Ebenda.

[193] Foxhall, *Migraine: A History*, a.a.O., S. 122.

[194] Evers, *Die Medizingeschichte der Migräne*, a.a.O.

[195] Foxhall, *Migraine: A History*, a.a.O., S. 159.

[196] Evers, *Die Medizingeschichte der Migräne*, a. a. O.

[197] Göbel, *Erfolgreich gegen Kopfschmerzen und Migräne*, a. a. O., S. 172.

[198] Ebenda, S. 174.

[199] Friedman, *The headache in history, literature, and legend*, a a.O.

[200] Göbel, *Erfolgreich gegen Kopfschmerzen und Migräne*, a.a.O., S. 132.

[201] Foxhall, *Migraine: A History*, a.a.O., S. 36.

[202] Ebenda S. 37.

[203] Ebenda S. 37.

[204] Ebenda, S. 41.

[205] Friedman, *The headache in history, literature, and legend*, a.a.O.

[206] Friedman, *The headache in history, literature, and legend*, a.a.O.

[207] Browne, A. C., *Early American Herb Recipes*, New York 1968.

[208] Friedman, *The headache in history, literature, and legend*, a.a.O.

[209] Ebenda, S. 97.

[210] Foxhall, *Migraine: A History*, a.a.O., S. 169.

[211] Ebenda, S. 170.

[212] Ebenda, S. 175.

[213] Ebenda, S. 178.

[214] Ebenda, S. 87.

[215] Ebenda, S.62.

[216] Ebenda, S. 87.

[217] Ebenda, S. 90.

[218] Ebenda, S. 90.

[219] Ebenda, S. 93.

[220] Ebenda, S. 91.

[221] Ebenda, S. 132.

[222] Ebenda, S. 128.

[223]Harold G. Wolff, *Headache and Other Head Pain*, Oxford: Oxford University Press, 1948, S. 321 - 322.

[224] Foster, J. B., *General Aspects of Management*, in *Modern Topics in Migraine*, John Pearce Hrsg., London: Heinemann Medical, 1975, S. 142.

[225]https://www.emhalliance.org/medical-community/stigma-survey-pressrelea/

Dieses Buch wurde in Übereinstimmung mit den GPSR-Richtlinien der EU zur Sicherheit von Produkten erstellt.

Die Verordnung über die allgemeine Produktsicherheit ist der aktualisierte Rahmen der Europäischen Union, um sicherzustellen, dass alle Verbraucherprodukte, einschließlich Bücher, für Verbraucher sicher sind.

Dieses Buch wurde von Libri Plureos GmbH gedruckt. Der Drucker hat Sicherheitszertifikate für die verwendeten Materialien wie Tinte, Papier und Kleber ausgestellt.

Die Produktkennung ist: 9789403750439

Der Autor ist für den Inhalt des Buches verantwortlich und hat das Buch von Bookmundo produzieren lassen.

Sollten Sie Fragen zur Sicherheit des Produkts haben, kontaktieren Sie uns bitte.

Bookmundo
Delftsestraat 33
3013AE Rotterdam
Die Niederlande
info@bookmundo.com